颈椎病单元

Cervical Degenerative Disease Unit

主　编　范　涛

副主编　李　鑫　梁　聪　侯　哲　赵新岗

编　者（按姓氏笔画排序）

　　　　王寅千　李　鑫　吴　锟　张东鳌

　　　　范　涛　赵新岗　侯　哲　梁　聪

绘　图　侯　哲

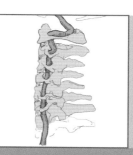

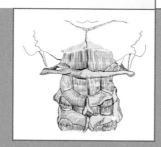

科学出版社

北京

内 容 简 介

颈椎病单元是在颈椎病日间手术的基础上，结合我国颈椎病治疗的现状和特点，逐步总结经验形成的由术前宣教、手术实施、围术期管理和术后评估与康复四部分组成的一个完整治疗单元，理念先进、科学。本书在详细介绍颈椎病相关知识的同时，着重讲解了颈椎病单元的组成和功能，并通过典型病例和大量临床影像资料来介绍颈椎病单元在术前宣教、手术实施、围术期管理和术后评估等方面的具体操作和应用，随书附带了精彩手术操作视频以及帮助患者康复、简单实用的颈椎保护操视频。本书内容丰富，临床实用，适合从事颈椎病治疗的神经脊柱外科、骨科脊柱外科、疼痛科和康复科医师参考阅读。

图书在版编目（CIP）数据

颈椎病单元/范涛主编． － 北京：科学出版社，2020.6
ISBN 978-7-03-065325-3

Ⅰ．①颈… Ⅱ．①范… Ⅲ．①颈椎－脊椎病－外科手术 Ⅳ．① R681.5

中国版本图书馆 CIP 数据核字（2020）第 091120 号

责任编辑：王灵芳/责任校对：张　娟
责任印制：赵　博/封面设计：蓝正广告

科 学 出 版 社 出版
北京东黄城根北街 16 号
邮政编码：100717
http://www.sciencep.com

三河市春园印刷有限公司 印刷
科学出版社发行　各地新华书店经销
*
2020 年 6 月第 一 版　　开本：787×1092　1/16
2020 年 6 月第一次印刷　　印张：9 3/4
字数：201 000
定价：88.00 元
（如有印装质量问题，我社负责调换）

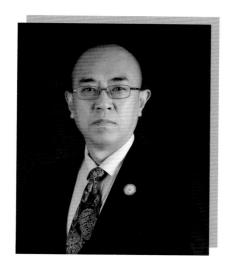

范 涛 主任医师、教授、博士研究生导师。首都医科大学三博脑科医院副院长、脊髓脊柱外科中心主任，首都医科大学神经外科学院三系副主任。中国非公立医疗机构协会脊柱脊髓专业委员会主任委员，世界华人神经外科协会脊柱脊髓专家委员会副主任委员，中国医师协会神经外科医师分会脊髓脊柱专家委员会副主任委员，北京医学会神经外科分会脊髓脊柱专家组副组长，亚太颈椎学会国际执委，中华医学会神经外科分会脊柱脊髓学组委员。2012年北京优秀中青年医师。曾获国家科技进步奖二等奖，北京市科技进步奖一等奖，北京市科技进步奖三等奖等。在国内外核心期刊发表论文50篇（含SCI）。

以神经显微外科技术 + 脊柱内固定技术 + 术中神经电生理技术 + 微创脊柱手术技术相结合理念，全方位开展各种脊髓脊柱外科手术8000余台。主要专业特长如下：

• 显微手术治疗椎管内、脊髓内肿瘤及椎旁、脊柱原发和转移肿瘤，同时可采用脊柱内固定技术矫正与维护脊髓肿瘤合并的脊柱侧弯、脊柱后凸等严重脊柱畸形。

• 首次提出缺血预处理对脊髓功能的保护作用，发表在 *Surgical Neurology*（1999）。

• 首次提出 Chiari 畸形颅颈交界区脑脊液动力学分型及手术治疗策略，进一步完善和规范了该类疾病的显微手术治疗策略，发表在 *Neurosurgical Review*（2017）；根据颅底凹陷合并与不合并寰枢椎脱位及脊髓空洞的分类特点，采用减压结合枕颈固定或 $C_{1\sim2}$ 固定融合技术治疗先天性颅底凹陷（*Neurosurgical Review*，2019）；采用神经显微外科技术治疗颈椎病、椎管狭窄及脊柱退变性疾病。

• 首创颈椎病单元的理念和方法，改进并提高了颈椎病的治疗方法及效果；采用通道微创脊柱技术治疗腰椎间盘突出和椎管内病变。

• 已成功主持并举办了20期全国脊髓脊柱应用解剖及手术技术研修班。累计学员400余人，均为国内各地区神经脊柱亚专业的技术骨干和后备力量。近10年来，在带领和推动我国神经脊髓脊柱亚专业的发展和推广普及方面，做出了重要贡献。多次受邀参加国际学术会议讲学，在国际学术交流平台上，展示了我国神经外科医师在脊髓脊柱亚专业方面所做出的卓越工作和学术贡献。

颈椎病发病率高，在世界卫生组织公布的全球十大顽固疾病中，颈椎病位居第二。颈椎病外科治疗始于20世纪40年代。20世纪60年代以前，以颈椎后方入路治疗颈椎病为主。1958年Ralph B.Cloward和Smith Robinson首创经颈椎前方入路，切除变性的椎间盘，并进行椎体间融合术，开辟了手术治疗颈椎病新篇章。我国神经外科前辈们早在1953年就报道过手术治疗颈椎病，1969年报道过颈椎前入路手术。

半个多世纪以来，颈椎病的手术治疗从开放手术，逐渐发展为显微外科手术、微创内镜手术，固定技术也从传统的钉板内固定发展到零切迹融合器内固定和人工颈椎间盘置换等。伴随颈椎病的治疗理念、治疗方法和效果不断更新，目前很多颈椎病手术可在日间手术室完成，手术当天患者即可出院。

颈椎病单元（cervical degenerative disease unit,CDDU）是在颈椎病日间手术理念的基础之上，结合我国颈椎病治疗的现状和具体条件，提出的针对颈椎病的一个综合性的完整治疗单元。将术前宣教、手术实施、围术期管理和术后评估及康复有效地结合在一起，使患者本人也积极主动地参与到治疗和康复过程中来，加速了颈椎病患者的术后恢复和康复，缩短住院时间，减少住院费用，促进和规范颈椎病的治疗，从而减轻颈椎病对患者和社会造成的负担。

范涛教授及其团队总结多年颈椎病治疗经验撰写了专著《颈椎病单元》。本书能够使广大患者和从事颈椎病治疗的医师进一步提高对颈椎病的认识，为我国颈椎病的预防和治疗起到积极的推动作用。

赵继宗

中国科学院院士

国家神经系统疾病临床研究中心主任

首都医科大学神经外科学院院长，教授、主任医师

2020年4月8日

　　年光似鸟翩翩过，世事如棋局局新。20 年前，我赴美国佛罗里达大学神经外科做访问学者的情景依然历历在目。当时去国外进修感觉所有东西都是新鲜的。佛罗里达大学神经外科拥有世界著名的 Albert L. Rhoton Jr. 颅底解剖实验室，Arthur L.Day 教授的脑血管病研究室和 Richard G. Fessler 教授的脊柱研究室等许多神经外科亚专业研究室。国外神经外科医师在脊柱领域的造诣和技术水平深深地触动了我。记得 1995 年我刚刚考入首都医科大学攻读博士学位，走进王忠诚院士办公室的时候，他谈到我的研究方向时只说了四个字"脊髓缺血"，之后我的神经外科亚专业方向就确定在脊髓脊柱。我们相继提出了脊髓缺血预处理对脊髓功能的保护作用，参与完成的脊髓内肿瘤显微外科治疗的基础与临床研究获北京市科技进步奖一等奖和国家科技进步奖二等奖，这些研究都集中在脊髓外科方面。相比之下，我们对脊柱功能的认识和技术应用还远远不及国外同行。后来我又去美国芝加哥大学神经外科参观学习了微创脊柱外科技术。2005 年，以神经显微外科技术＋脊柱内固定技术＋术中神经电生理监测＋微创脊柱外科技术相结合的理念，筹建并创立三博脑科医院脊髓脊柱外科。

　　目前，我们三博脑科医院脊柱团队已全方位开展各种脊髓脊柱手术 8000 余例，其中颈椎病的显微手术治疗，就是我们取得的另一个突出成果。通过显微技术、高速磨钻、超声骨刀、脊柱机器人等外科技术和钉板融合器、人工椎间盘、零切迹融合器、人工椎体等颈椎融合与非融合技术的应用，进一步提高了颈椎病手术治疗的技术水平与治疗效果。同时，我们也和加拿大多伦多大学神经外科 Eric M. Massicotte 教授就颈椎病日间手术方法问题进行了友好的经验交流与合作。近年来，在颈椎病日间手术的基础上，结合我国颈椎病治疗的现状和特点，逐步总结经验形成了由术前宣教、手术实施、围术期管理和术后评估与康复四部分组成的一个完整的颈椎病治疗单元（cervical degenerative disease unit，CDDU）。颈椎病单元的建立和应用，可以有效地带动患者本人参与到治疗中来，增进患者治疗颈椎病的信心，增加患者对颈椎病的认识，减少患者对颈椎病手术的恐惧，加速患者颈椎病手术后的康复。从而有效提高颈椎病的手术治疗效果，缩短颈椎病患者住院时间和减少颈椎病治疗费用，大大减轻颈椎病对患者和社会造成的负担和危害。

本书在详细介绍颈椎病相关知识的同时，着重讲解了颈椎病单元的组成和功能，并通过典型病例强调了各种颈椎病的手术治疗经验和颈椎病单元的实际应用。颈椎病单元是近年来三博脑科医院脊柱团队的又一个创新性贡献。我们衷心希望，通过本书将颈椎病单元的理念和方法推广给每一位颈椎病患者和从事颈椎病治疗的医师。本书凝结了我们三博脑科医院脊柱团队20多人的心血和辛勤付出，在我们的团队里有兢兢业业、恪尽职守的医师标兵和白衣天使护士，有巧夺天工的医师兼医学专业画师，有记忆力非凡的患者贴心人，有刻苦钻研、一丝不苟的科研高材生……个个身怀绝技并充满活力！《颈椎病单元》即将付梓，它的顺利出版离不开三博脑科医院脊柱团队每个人的辛苦付出和高效快捷的团结协作精神。在此，我们三博脑科医院脊柱团队向所有一如既往关注、关心、支持、帮助我们的广大患者、各位医护同仁和朋友们表示诚挚的敬意和衷心的感谢。

范　涛

2020 年 5 月 1 日

目　录

第 1 章　颈椎解剖

第一节　颈椎骨及附属结构

颈椎骨（cervical vertebra，C）共有 7 块，第 3 ～ 6 颈椎（$C_{3 \sim 6}$）为普通颈椎，第 1、2、7 颈椎形态特殊，称为特殊颈椎。颈椎骨间以椎间盘、韧带、关节相互连接。颈椎并不是直的，而是向前的弧形凸起（图 1-1-1）。

一、普通颈椎

普通颈椎是指第 3、4、5、6 颈椎，与典型的椎骨一致，每节椎骨均由椎体、椎弓和突起三部分组成。椎体自上向下逐渐增大，椎体的后缘略高于前缘，横径大于矢状径。椎体的上面凹陷，其两侧偏后有嵴状突起，称钩突。椎体侧方的钩突与相邻上方椎体侧方的斜坡对合，形成钩椎关节（Luschka 关节）。颈椎钩突的骨质增生在神经根型和椎动脉型颈椎病的发病机制中具有十分重要的作用。

颈椎椎弓由两侧椎弓根与椎板相连，椎弓根较短，椎间孔的前后径较小，这也是颈椎神经根易受前后方压迫的原因之一。椎弓根上下缘各有一条狭窄的凹陷，为颈椎椎骨上切迹和颈椎椎骨下切迹，相邻上下切迹中间形成椎间孔，内有脊神经通过。椎弓根向后延伸形成椎板，椎板侧面观呈斜坡状，内有黄韧带附着，当其肥厚或松弛时，可突向椎管内压迫脊髓。

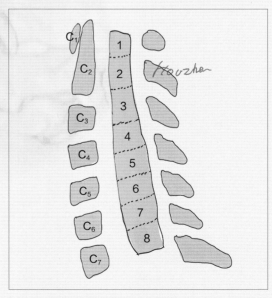

图 1-1-1　颈椎侧面形态

颈椎的突起包括横突、上关节突、下关节突、棘突。横突较小，内有横突孔，由 C_6 向上横突孔内均有椎动脉通过。颈椎的关节突较低，上关节面朝上后方，下关节面朝下前方，相邻关节突构成椎间关节。$C_{3\sim5}$ 棘突较短，多呈分叉状。

二、特殊颈椎

1. 寰椎　由前弓、后弓、侧块和横突组成（图 1-1-2）。前弓中部有前结节，是两侧颈长肌的附着处，内侧关节面与齿突形成寰齿关节。后弓较长，无棘突。后弓上方与侧块连接处有椎动脉沟。侧块位于寰椎两侧，向上与枕髁形成寰椎关节，向下与枢椎上关节面形成寰枢侧方关节。寰椎横突较大，横突孔内有椎动脉、椎静脉通过。

2. 枢椎　椎体上方有齿突，向前与寰椎齿突关节面相连，向后与横韧带相连（图 1-3）。枢椎椎体较小，两侧上方是寰枢侧方关节，椎弓根下方关节突与 C_3 下关节突形成关节。棘突粗大，是重要的定位标志。

3. 隆椎　是第 7 颈椎（C_7），棘突长而粗大，是常用的椎骨定位标志（图 1-1-4）。其横突孔往往无椎动脉通过。

三、颈椎骨的连接

颈椎骨间以椎间盘、韧带、关节相互连接。相邻椎体间有椎间盘，椎间盘由软骨板、纤维环、髓核组成。椎间盘具有弹性，使相邻椎体有一定限度的活动，使椎体承受相同的压力，减少了头部的震荡。C_1、C_2 之间无椎间盘。

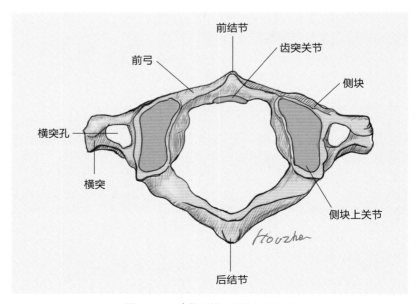

图 1-1-2　寰椎（第 1 颈椎）上面观

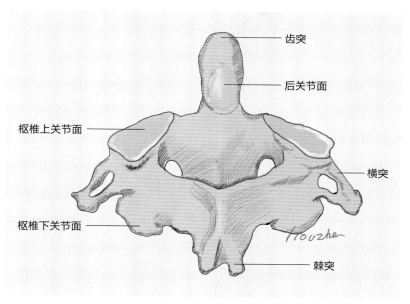

图 1-1-3　枢椎（第 2 颈椎）上面观

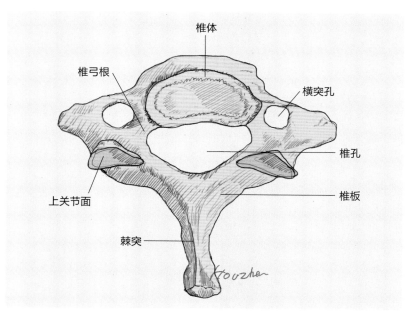

图 1-1-4　隆椎上面观

　　颈椎的韧带主要是连接颈椎椎体之间及颈椎与颅底之间的韧带。前纵韧带位于椎体前方，上端由枕骨底部和寰椎前结节向下延伸，止于骶椎前面。前纵韧带分 3 层，深层纤维跨越椎间盘，将上下椎体缘和椎间盘紧密连接在一起，中层跨越 2～3 个椎体，浅层跨越 3～5 个椎体。前纵韧带非常坚韧，能限制脊柱伸展活动。后纵韧带起自 C_2，沿椎体后面止于骶管，深层纤维连接于两个椎体之间，浅层纤维跨越 3～4 个椎体（图1-1-5）。

后纵韧带在颈部较宽，中部坚韧、侧方较为薄弱，故颈椎间盘突出往往在后外侧。黄韧带起于上位颈椎椎板前面，下缘止于下位椎板上缘和背部，有限制脊柱过度前屈的作用。棘间韧带位于相邻节段的棘突之间，前方连接黄韧带，后方移行于棘上韧带或项韧带。项韧带是强有力的韧带，可对抗颈椎的屈曲。此外，颅颈交界区也有多种韧带连接。寰枕之间的韧带包括寰枕筋膜、寰枕外侧韧带；寰枢间韧带包括寰椎横韧带（图1-1-6，图1-1-7）、翼状韧带、齿突韧带等（图1-1-7b）。

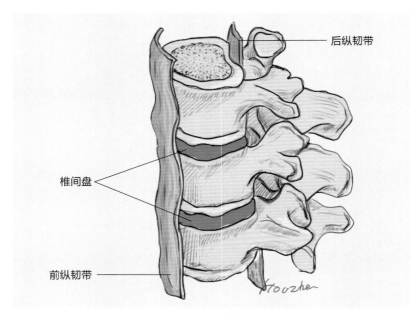

图 1-1-5　颈椎前纵韧带和后纵韧带

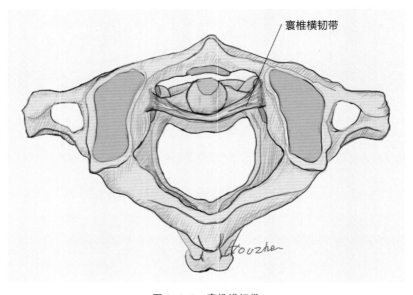

图 1-1-6　寰椎横韧带

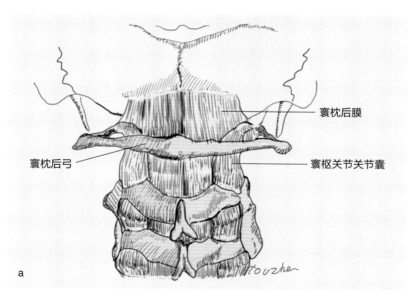

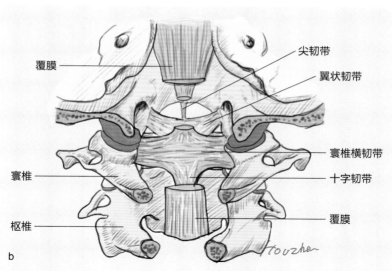

图 1-1-7 颅颈交界区韧带
a. 后面观；b. 前面观

第二节 颈部肌肉

颈部的肌肉根据其所在位置分为，颈浅肌群、颈前肌群和颈深肌群 3 群。

1. 颈浅肌群 包括颈阔肌和胸锁乳突肌。颈阔肌位于颈浅筋膜内，起自胸大肌和三角肌表面的筋膜，向上止于口角、下颌骨下缘及面部皮肤。胸锁乳突肌起于胸骨柄前面和锁骨的胸骨端，止于颞骨的乳突，是颈部的重要标志（图 1-2-1）。胸锁乳突肌的收缩可引起头部的摆动、后仰运动。

2. 颈前肌群　即舌骨上肌群、舌骨下肌群。

（1）舌骨上肌群：包括二腹肌、下颌舌骨肌、茎突舌骨肌、颏舌骨肌。

（2）舌骨下肌群：包括胸骨舌骨肌、肩胛舌骨肌、胸骨甲状肌、甲状舌骨肌。

舌骨上、下肌群的作用主要是协助吞咽及下颌骨、喉的运动。

3. 颈深肌群　分为内外两群（图 1-2-2）。外侧群包括前斜角肌、中斜角肌、后斜角肌，作用是使颈部屈曲。内侧群包括头长肌和颈长肌等，作用是能屈头、屈颈。

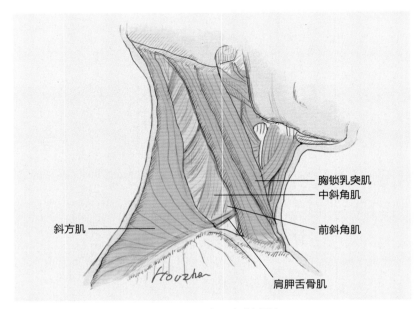

图 1-2-1　颈部肌肉（侧面）

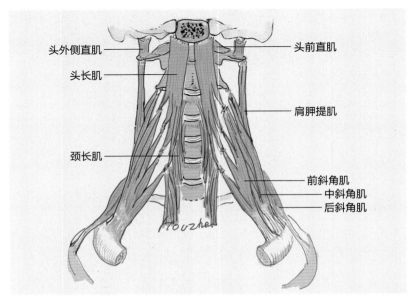

图 1-2-2　颈深肌群

第三节　颈椎的动静脉

一、颈椎的动脉

颈椎骨的血供主要来自椎间动脉，也有部分甲状腺下动脉、颈升动脉。椎间动脉多发自椎动脉。椎动脉起自锁骨下动脉后上方，少数发自主动脉或无名动脉，左右各一，常不对称，通常左侧略粗。椎动脉多自 C_6 横突孔进入上行，于寰椎横突孔穿出，绕寰枕关节向上经枕大孔入颅，在脑桥下缘，两侧椎动脉合成基底动脉。

根据椎动脉行程，通常分为四段（图 1-3-1a）。第一段（椎前部）从椎动脉发出至 C_6 横突孔前；第二段（横突部）椎动脉走行于 $C_{1\sim6}$ 颈椎横突孔中；第三段（寰椎部）

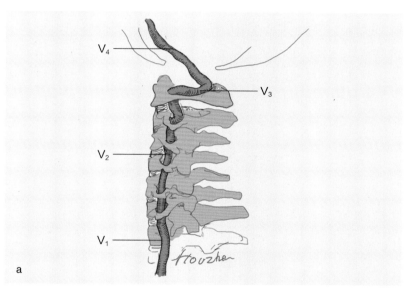

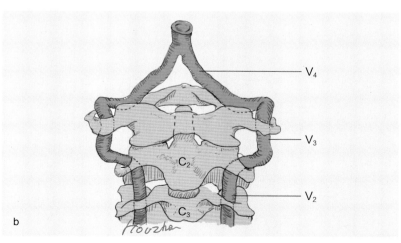

图 1-3-1　椎动脉
a. 侧面观；b. 后面观

出寰椎横突孔后走行于寰椎动脉沟内；第四段（颅内部）经枕大孔入颅内的部分。左右椎动脉汇合前发出脊髓后动脉与脊髓前动脉，两侧椎动脉汇合成基底动脉（图 1-3-1b）。

椎动脉常有变异，常见左侧椎动脉直接起自主动脉弓；有的上行至 C_5、C_4 才进入横突孔；有的左右椎动脉管径相差一倍或两倍以上；有的 C_2 水平椎动脉高跨，这时椎弓变狭窄，正常的关节突关节变薄，术前应特别注意。为避免损伤椎动脉，颅颈交界的手术显露范围不应超过中线外 10～15mm。

二、颈椎的静脉

颈椎的静脉丛分为椎管内静脉丛和椎管外静脉丛两部分。椎管内静脉丛位于硬膜与骨膜之间，此丛位于椎管前后壁，分为椎管前静脉丛和椎管后静脉丛，有很多吻合支收集椎骨和脊髓的静脉血，汇入椎间孔部的椎间静脉，再入椎静脉。

椎管外静脉丛分为前丛和后丛，收集椎管及周围肌肉的静脉血。椎外前静脉丛位于椎体前外侧面，与椎体静脉交通。椎外后静脉丛位于椎板后方，与椎内静脉丛交通。椎管外静脉丛汇入椎静脉、肋间后静脉、腰静脉、骶正中静脉和骶外侧静脉。

第四节　颈部脊髓

脊髓位于椎管内，呈扁圆柱形，上起枕骨大孔，与延髓相连，下至圆锥。脊髓在颈腰两部膨大，分别为颈膨大（C_4～T_1）和腰膨大（T_{11}～S_1）。颈膨大是臂丛发出的部位，也是脊髓最粗大的部分。脊髓表面的沟裂包括前正中裂、后正中沟、前外侧沟、后外侧沟。脊髓共发出 31 对脊神经，颈脊髓发出 8 对脊神经。

一、颈部脊髓的被膜

颈部脊髓的被膜，由外向内依次为硬脊膜、蛛网膜、软脊膜。硬脊膜为最外层脊膜，上端由枕骨大孔与硬脑膜连续，硬脊膜外间隙被脂肪和椎管内静脉丛填充。蛛网膜是硬脊膜内的薄膜，其下是软脊膜，两者之间有较宽大的腔隙，内有脑脊液，称为蛛网膜下腔。软脊膜紧密连接脊髓和神经根，在脊髓两腹侧面，软脊膜延续为齿状韧带，附着于硬膜内壁。齿状韧带起到固定脊髓位置的作用。

二、颈部脊髓的内部结构

脊髓由灰质和白质组成，灰质位于中央，白质位于灰质周围，灰质呈蝴蝶形，其中心是中央管。灰质由前角和后角组成,前角内含有大型运动细胞,其轴突经前外侧沟出脊髓形成前根。颈部脊髓的前角发达,颈膨大处细胞群最多,前角细胞发出纤维支配上肢运动。

脊髓的白质由运动和感觉有髓神经纤维组成,按部位分为前索、后索、侧索 3 个部分。这些神经传导束又分为上行传导束、下行传导束、固有束。

上行传导束:①薄束和楔束,位于后索,功能是传导躯干、四肢的本体感觉和精细触觉;②脊髓小脑束位于外侧索边缘,功能是传导本体感觉;③脊髓丘脑侧束位于外侧索前部,脊髓小脑前束内侧,功能是传导痛觉和温度觉;④脊髓丘脑前束位于前索、脊髓丘脑侧束的前内侧,主要传导躯干、四肢的粗略触觉和压觉。

下行传导束:①皮质脊髓束包括皮质脊髓侧束和皮质脊髓前束,功能是传导躯干和四肢的随意运动的冲动;②红核脊髓束:功能是兴奋屈肌运动神经元,抑制伸肌运动神经元;③前庭脊髓束:主要是兴奋伸肌运动神经元,抑制屈肌运动神经元;④网状脊髓束:位于外侧索和前索,对 α、γ 运动神经元产生易化或抑制影响。

固有束:又称脊髓固有束,系紧贴灰质边缘的一薄层白质,由短距离纤维组成。它起自后角细胞和束细胞,轴突在本侧或对侧灰质边缘集聚,上行或下行一段,即行终止。固有束在脊髓内起联络作用,对脊髓节段或节段间的反射有媒介作用。

第五节　脊髓的血供

一、颈部脊髓动脉

脊髓的血液供应主要有脊髓前动脉、脊髓后动脉,还有根动脉的加入(图 1-5-1)。血管间有相互连接的吻合支。

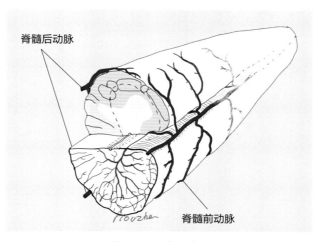

图 1-5-1　脊髓动脉

脊髓前动脉，发自椎动脉颅内段，沿前正中裂下行至脊髓末端，供应脊髓全段。脊髓前动脉在 C_5 节段有前根动脉分支补充，供应大部分前索、侧索深部。脊髓后动脉起自小脑后下动脉或椎动脉，沿脊髓背侧后根和侧索之间走行。脊髓后动脉及吻合支供应脊髓后索、后根及脊髓灰质背侧。

颈椎进入脊髓前动脉的供血主要来源于椎动脉。颈椎的脊髓前动脉起自最近的两个椎间动脉，起始最粗，走行中逐渐变细，直至胸椎。胸椎节段的血供来自主动脉或锁骨下动脉，主动脉发出肋间动脉，再在神经根袖套与硬膜囊移行处发出根动脉，根动脉数量少，侧支循环少。较粗大的前根动脉称作 Adamkiewicz 动脉，内径 0.8 ～ 1.3mm，发出位置多在 $T_{9 \sim 12}$。所以，胸椎的前柱为缺血敏感区域。

二、颈部脊髓静脉

脊髓表面共有 6 条纵行静脉，分别是 1 条脊髓前正中静脉，2 条脊髓前外侧静脉，1 条脊髓后正中静脉和 2 条脊髓后外侧静脉（图 1-5-2）。

脊髓静脉血注入脊髓外静脉，脊髓外静脉通过根静脉形成硬膜外静脉丛，包括前外侧静脉丛和后外侧静脉丛。

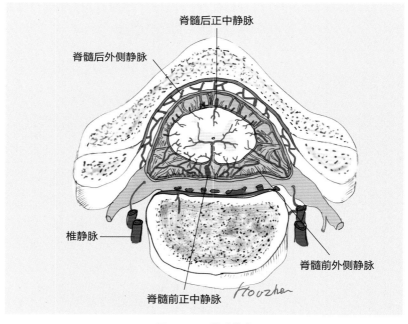

图 1-5-2　脊髓静脉

（侯　哲　范　涛）

参考文献

［1］Fard S A，Patel A S，Avila M J，et a1．Anatomic considerations ofthe anterior upper cervical spmedurin gdecompression and instrumentation：a cadaveric based study．Journal of ClinicalNeuroscience，2015，22（11）：1810-1815.

［2］Haller J M，Iwanik M，Shen F H．Clinically Relevant Anatomy of High Anterior Cervical Approach．Spine，2011，36(25):2116-2121.

［3］范涛．脊髓脊柱外科典型病例诊疗解析．北京：人民卫生出版社，2018.

［4］Dvorak J，Antinnes JA，Panjabi M，et al．Age and gender related normal motion of the cervical spine．Spine，1992，17 (10 Suppl)：S393–398.

［5］Francis H. Shen，Dino Samartzis，Richard G Fessler．Textbook of the cervical spine．New York：Saunders，2014：2-20.

［6］Pearce J M S．Henry Gray's Anatomy．Clinical Anatomy，2010，22(3):291-295.

第 2 章 颈 椎 病

第一节 概 述

颈椎病（cervical degenerative disease）是指由于颈椎退变，颈脊髓或颈神经根、椎动脉受压引起一系列临床症状及体征的综合征。椎间盘退变塌陷，以及骨赘形成是颈椎病的最主要特征。这些病理变化可以发生在一个运动节段，但在下颈椎病变中常累及多个节段。早期颈椎病的表现十分轻微，临床中常漏诊或误诊为正常的年老表现。据统计，50 岁以上人群颈椎退变的发生率为 25%，而 70 岁以上人群颈椎退变的发生率则高达 90%。虽然其中多数患者可无临床神经症状，但颈椎病的自然病程具有典型的渐进特征。因此，早期识别、诊治是避免出现脊髓及神经根不可逆性损伤的关键。

第二节 颈椎生物力学与节段稳定

颈椎共有 7 块，按其解剖特点可分为上颈椎（$C_{1\sim2}$）和下颈椎（$C_{3\sim7}$）两部分。颈椎是中轴骨骼中活动度最大的结构区域。各个关节协同作用使得头颈部分可以完成所有方向的运动。头颈活动度主要来源于上颈椎部分。该部分无椎间盘结构，寰枕关节主要实现屈伸活动，而寰枢关节则主要实现旋转活动。其余颈椎连接均包含椎间盘结构。颈椎关节突关节的位置使得颈椎的活动范围广泛。而颈椎钩椎关节则令颈椎在矢状位方向的前屈、后伸活动得到增强。这些"轨道"样钩椎关节限制了颈椎椎体间的旋转活动，并使得压力更多地集中于椎间盘结构。

颈椎椎体活动度最大的位置位于 $C_{4\sim5}$ 至 $C_{6\sim7}$。而 $C_{5\sim6}$、$C_{6\sim7}$ 是颈椎受力最集中的位置，因此也是颈椎退变最好发的区域。颈椎的活动范围随年龄的增长呈现一定规律的变化趋势。随着年龄增长，过屈位颈椎旋转范围呈增加趋势。此外，其他所有方向的活动范围（包括：左右侧弯、屈伸、轴位旋转及过伸位旋转）均呈下降趋势（图 2-2-1）。女性的颈椎活动范围在各个方向上均优于男性，但 60 岁以上人群颈椎的活动度则无显著的性别差异。

颈椎的屈伸活动与膝关节屈伸活动类似，是一个合并弯曲及滑移的过程。颈椎屈伸活动中，不仅发生椎体倾斜，椎体间也会出现前后方向的滑动。这种现象在年轻人群中更为常见。颈椎屈曲时，椎体间可发生 2～3mm 的滑动；颈椎后仰时，椎体间滑动范围则为 1～2mm。颈椎各个方向的活动也会影响椎间孔的大小。在颈椎左右侧弯活动时，位于凸面的椎间孔范围增大；而位于凹面的椎间孔范围缩小。颈椎屈曲活动或后凸畸形时，椎间孔范围扩大；相反，颈椎背伸活动或前凸畸形时，会使椎间孔变得狭窄。这些特性很好地解释了一些急性颈椎综合征患者为了减轻神经压迫，而采取的一些特殊体位。患者头部的体位，以及颈椎活动受限的方式能够提示患者病变所在的位置。

除颈椎的运动功能外，颈椎的稳定性是实现颈椎生理功能的另一项重要指征。颈椎稳定性的评估目前仍存在争议，且在不断演变。充分理解颈椎解剖及生物力学基础是成功实施颈椎手术治疗的基础。对颈椎稳定性的评估要点归纳如下，包括病理情况下及手术操作对稳定性的影响，方便脊柱临床医师参考。

1. 对于寰枕关节，当影像学结果显示关节脱位超过 2mm，或者旋转成角大于 5°时，提示存在寰枕关节不稳定。

2. 对于 $C_{1～2}$ 水平，当影像学结果显示成人寰齿间隙大于 3mm，儿童寰齿间隙大

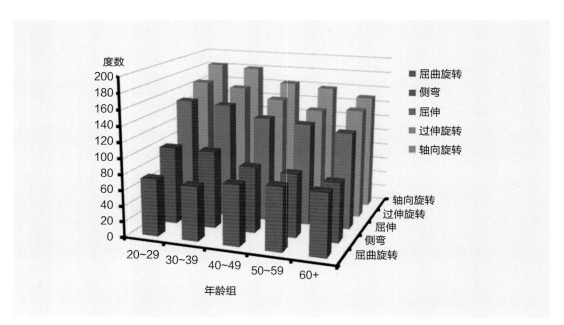

图 2-2-1 颈椎活动度与年龄变化的趋势

［引自：Dvorak J，Antinnes JA，Panjabi M，et al. Age and gender related normal motion of the cervical spine. Spine，1992，17（10 Suppl）：S393-398］

于 5mm 时，提示存在寰枢椎间不稳定。$C_{1 \sim 2}$ 间旋转移位超过 50% 时，亦提示寰枢椎间失稳。

3. 当寰齿间隙超过 5mm 时，提示寰椎横韧带可能断裂。

4. 当寰齿间隙超过 9mm 时，寰椎横韧带及翼状韧带可能均出现损伤。

5. 下颈椎间盘水平移位超过 3.3mm，或者旋转成角超过 3.8° 时，考虑颈椎失稳。

6. 下颈椎成角移位超过 30° 时，考虑颈椎失稳。

7. 手术切除双侧各 50% 以上的关节面时，可致颈椎失稳。而在矢状位屈伸稳定性上，单侧关节面 75% ～ 100% 切除后的稳定程度，仍优于双侧 50% 关节面切除。

8. 双侧关节突关节面切除会使该层面稳定性下降约 53%，单侧关节面切除会使该层面稳定性下降约 32%。

9. 棘突及椎板是维系颈椎背侧稳定的重要结构，椎板切除术及椎板成形术可显著增加颈椎矢状位的屈伸活动度，但其对颈椎稳定性的影响尚无定论。

10. 椎间盘是维系颈椎稳定性的关键结构，即使单一切除颈椎活动度最大层面（$C_{5 \sim 6}$）的椎间盘结构后，会使颈椎屈曲范围增加 66%、背伸范围增加 69%、左右侧弯范围增加 41%、轴位旋转范围增加 40%。因此，完成椎间盘切除后，进一步实施融合技术是目前诊疗的金标准。而内固定技术可显著提高融合率，并减少并发症发生率。

实施颈椎外科手术过程中，重建、协调颈椎活动度与颈椎稳定性仍是目前脊柱外科医师的难点。临床医师应广泛熟知各种内固定及融合方式的性能及特征，以便高效完成颈椎重建工作。

第三节 颈椎病病因与病理生理

健康的颈椎椎间盘结构含水量丰富，弹性良好（图 2-3-1）。颈椎病的基本病因可归纳为三个方面：①以椎间盘髓核突出为特征的椎间盘疝；②以增生硬化为特征的退行性椎间盘病；③后纵韧带骨化。

一、椎间盘疝

椎间盘疝继发于椎间盘结构受压。由于椎体后外侧是脊柱后纵韧带支持最薄弱之处，因此此处是椎间盘疝最好发的位置。随着机体衰老以及椎间盘退变，导致髓核含水量以及蛋白多糖含量持续下降，椎间盘疝的发生概率也会随之增加。椎间盘疝主要包含以下 3 种类型：

1. 突出（protrusion） 此型表现为疝的基底部宽于疝出结构头部。髓核结构突入纤维环结构之中，但尚未突破纤维环边缘。

2. 脱垂（extrusion） 此型表现为疝的基底部较疝出结构头部狭窄。疝出结构呈"泪滴"状，突破纤维环边缘。偶有患者甚至可见脱出结构游移至颅部。

3. 游离（sequestration） 此型表现为疝出部分与原始位置完全脱离，形成可自由移动的椎间盘碎块。

二、退行性椎间盘病

与椎间盘疝基本病理改变相似，随着椎间盘老化退变，其内部生物化学组成发生变化。相互交叉的胶原蛋白及含水量降

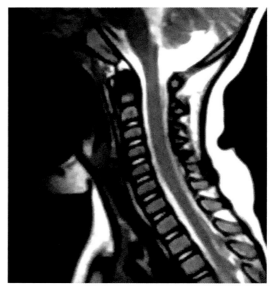

图 2-3-1 18 月龄小儿健康颈椎 MRI 可见颈椎生理曲度良好，椎间盘高度正常，椎间盘含水量丰富

低，同时也伴随纤维环血供下降。椎间盘结构的变性使得椎间盘受力抵抗功能下降。有别于椎间盘疝，这种退行性变并不直接压迫周围神经结构，而是使得颈椎稳定性丧失，继发骨、韧带及关节增生硬化，进而影响其他组织结构。主要包括：

1. 椎间盘改变 退变椎间盘膨隆，椎间盘高度丢失。

2. 关节改变 关节突关节面增生硬化，周围钩状或环状骨赘形成。

3. 韧带改变 黄韧带堆积肥厚，后纵韧带增生骨化。

4. 椎体改变 椎体边缘唇样增生，钩椎关节增生硬化，颈椎生理曲度丧失，甚至出现侧弯等颈椎畸形。

以上两种基本病理变化逐步进展导致周围脊髓或神经根结构受压，颈椎管狭窄，进而引起颈椎病的相应症状。临床医师需依据患者实际病变情况进行诊治。解除压迫、重建颈椎序列及稳定性是首要的治疗目标。

三、后纵韧带骨化

后纵韧带骨化（ossification of the posterior longitudinalligament，OPLL）的病因学基础尚未完全阐明。病变的早期阶段涉及后纵韧带的增生、肥厚，随之伴有逐渐加重的韧带内源性骨化。OPLL 可分为 4 种类型：

1. 连续型 约占 27%，骨化的后纵韧带累及多个椎体，且跨越椎间盘结构。

2. 分段型 约占 39%，病变局限于椎体后方。

3. 混合型 约占 29%，患者同时表现出连续型及分段型 OPLL 的征象。

4. 其他　约占 5%，骨化局限于椎间盘层面，边缘不超过上下椎体终板。

这些骨性突出常累及多个颈椎水平，且可能侵犯硬脊膜，增加了前入路手术难度及脑脊液渗漏风险。病理生理上，增生骨化的异常结构即可直接压迫脊髓，诱发神经损害；也可以造成椎管狭窄，引起脊髓缺血性损伤。颈椎管矢状位内径小于 13mm 为相对狭窄，内径小于 10mm 时为绝对狭窄。椎管狭窄导致脊髓受压，进而造成脊髓神经皮质及髓质病理性的萎缩、脱髓鞘及梗死。一般情况下，OPLL 会持续地、缓慢地造成脊髓损害。约有 10% 的患者会由于颈椎急性过伸性损伤，导致四肢轻瘫。临床上，常用日本骨科协会评估治疗评分（Japanese Orthopaedic Association scores，以下简称 JOA 评分）来评估颈部脊髓神经功能。

（张东鳌　范　涛）

参考文献

［1］Dvorak J，Antinnes JA，Panjabi M，et al. Age and gender related normal motion of the cervical spine. Spine，1992，17(10 Suppl): S393–398.

［2］Francis H. Shen，Dino Samartzis，Richard G Fessler. Textbook of the cervical spine. New York:Saunders，2014：64-69.

［3］Kern Singh. Spine essentials handbook: a bulleted review of anatomy，evaluation，imaging，tests，And procedures. New York:Thieme，2019：116-118.

第四节　颈椎病的分型及临床表现

一、颈椎病的分型

根据颈椎病不同的病理和临床表现，可分为以下 5 型。

1. 颈型　患者主要表现为枕颈部、肩部疼痛，僵硬感，可伴有相应的压痛点。影像学检查显示颈椎退行性改变。除外其他疾病引起的颈部症状。

2. 神经根型　具有较典型的神经根性症状，如上肢疼痛、麻木，且范围与颈神经所支配的区域一致，查体示臂丛牵拉试验阳性。影像学检查所见与临床表现相符。除外颈椎以外病变所致的以上肢疼痛为主诉的疾病。

3. 脊髓型　临床上出现典型的颈段脊髓损害的表现，以四肢运动障碍、感觉及反射异常为主。影像学检查显示有明确的脊髓受压征象，并与临床症状相应。除外肌萎缩侧索硬化症、椎管内占位、急性脊髓损伤、脊髓亚急性联合变性、脊髓空洞症等。

4.混合型　上述颈椎病的典型临床症状和影像学表现有两种以上同时出现，可称为混合型颈椎病。

5.其他　包括既往分型中的椎动脉型、交感型颈椎病，发病率相对较低。临床表现为眩晕、视物模糊、耳鸣、手部麻木、听力障碍、心动过速、心前区疼痛等一系列交感神经症状。影像学表现可显示节段性不稳定及颈椎间盘退变。除外眼源性、心源性、脑源性及耳源性眩晕等其他系统疾病。

二、颈椎病的临床表现

根据神经根和脊髓的受压情况，颈椎病的临床表现主要为以下 3 种，独立或同时存在。

1.颈部疼痛　颈部疼痛是颈椎病最常见的临床表现。疼痛可持续数天或数周，常伴颈部的僵硬感，反复出现。

2.上肢根性症状　由于椎间盘突出或骨性增生，导致椎间孔狭窄、神经根受压，引起临床症状（表 2-4-1，图 2-4-1）。最常出现的是上肢和肩部的放射性疼痛。症状一般反复出现，持续时间长。当存在颈椎间盘急性突出时，疼痛往往加重。神经根受压还会出现支配区域的麻木、刺痛、无力感。病程持续时间较长时，会进一步出现肌肉失用、萎缩。

3.脊髓变性椎管狭窄　脊髓受压引起的神经功能障碍，病史往往较长。外伤会导致临床症状急性加重。

无力是脊髓受损的常见症状。患者早期出现手部不灵活，特别是写字、持筷等精细活动时更为明显。下肢行走时出现乏力、拖地感。根据脊髓受损的节段不同，可相应地引起枕下肌群、肩带肌、肱二头肌和肱三头肌无力及萎缩。下肢表现为上运动神经元受损症状，包括肌肉无力、腱反射亢进和病理征阳性。

脊髓受损还会引起感觉障碍。常表现为手部的弥漫性麻木和感觉异常。颈椎病引起的严重感觉缺失并不多见，感觉障碍常局限于上肢。如脊髓后柱受损，常出现本体感觉异常。

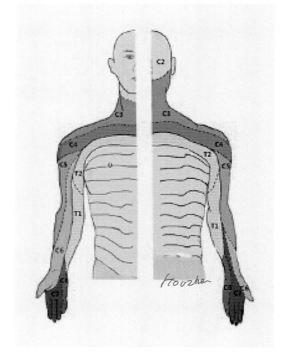

图 2-4-1　皮肤的颈部节段神经支配

	受累椎间盘	疼痛及感觉异常区域	运动功能受损	腱反射减弱
C_3 神经根病变	$C_{2\sim3}$	枕下、耳后	—	—
C_4 神经根病变	$C_{3\sim4}$	颈肩部	膈肌受累，反常呼吸	—
C_5 神经根病变	$C_{4\sim5}$	肩部上方至上臂中部	三角肌无力，肱二头肌（屈肘受限），冈上肌、冈下肌（肩部外旋受限）	肱二头肌
C_6 神经根病变	$C_{5\sim6}$	颈下方经侧方至肘部前臂桡侧及手指，最常累及拇指	伸腕，屈肘，前臂旋前受限	肱桡肌，肱二头肌
C_7 神经根病变	$C_{6\sim7}$	颈部至肩部、肱三头肌、前臂背侧至中指背侧	肱三头肌（屈腕，伸指受限）	肱三头肌
C_8 神经根病变	$C_7\sim T_1$	上臂及前臂尺侧，手部尺侧小指和环指	手部小肌群萎缩	—

表 2-4-1　不同神经根性症状的特点

三、颈椎病的辅助检查

1.X 线片检查　X 线片检查是排查颈椎病最简便的辅助检查（图 2-4-2）。侧位片可显示颈椎曲度的整体情况，观察是否存在椎间隙高度丢失，椎管狭窄，椎体后缘骨赘增生（图 2-4-3a）。斜位片可以观察椎间孔的大小（图 2-4-3b）。动力位 X 线还可鉴别是否合并颈椎失稳。

2.计算机断层扫描（computed tomography，CT）　CT 在评估骨性结构上价值优于 X 线。CT 可评估椎管的横断面积，判断是否存在狭窄，骨赘增生，韧带骨化和椎间盘突出。对于无法进行磁共振检查的患者,CT 更是一种非常重要的检查方法(图 2-4-4～图 2-4-7)。

3.磁共振（magnetic resonance imaging，MRI）　MRI 对于脊髓及其周围软组织，包括椎间盘的解剖和病理改变可提供良好的影像。MRI 还可清晰显示神经根、脊髓受压部位、程度。对于观察椎间盘的高度、活性、突出形式，以及各种鉴别诊断也有很大意义（图 2-4-8～图 2-4-10）。

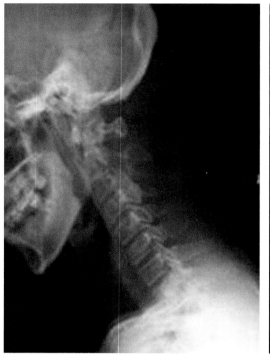
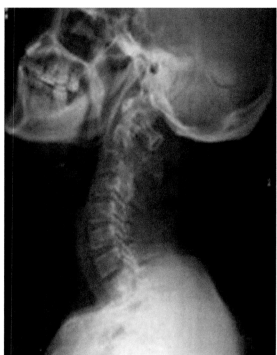

图 2-4-2　颈椎前屈、后伸位 X 线显示颈椎曲度僵直

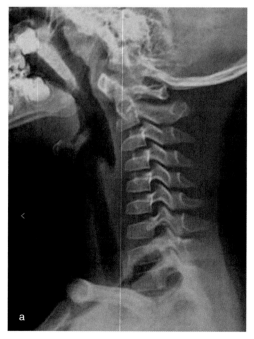
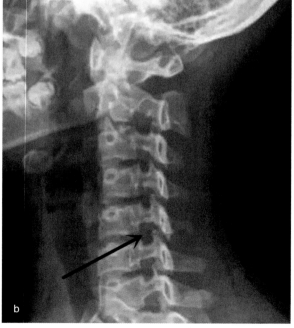

图 2-4-3　a. 颈椎 X 线侧位片，显示颈椎曲度反弓；b. 颈椎 X 线斜位片，显示椎间孔有无狭窄，骨赘增生

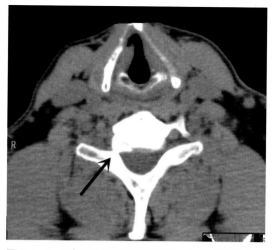

图 2-4-4　颈椎 CT 可评估骨性结构，图中箭号所示右侧椎间孔处骨赘增生，椎间孔狭窄，神经根受压

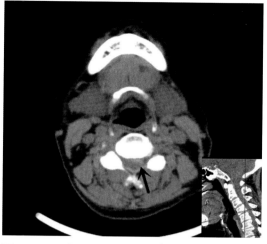

图 2-4-5　颈椎 CT 轴位片显示椎间盘突出，硬膜囊受压

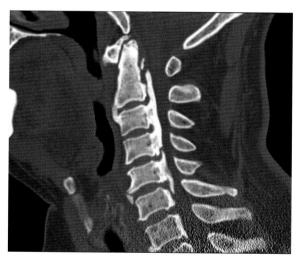

图 2-4-6　颈椎 CT 矢状位片
显示后纵韧带骨化，相应节段椎管狭窄

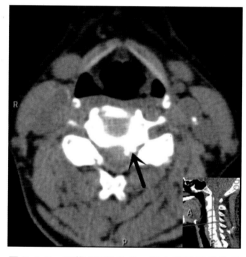

图 2-4-7　颈椎 CT 轴位片。图中箭号示椎体后缘骨赘增生，相应脊髓和神经根受压

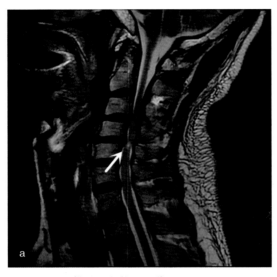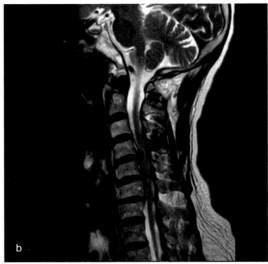

图 2-4-8　颈椎 MRI 矢状位 T₂ 像
a. 箭号示 $C_{4\sim5}$ 水平椎间盘突出，脊髓受压变性；b. 显示颈椎曲度僵直，反弓。$C_{4\sim5}$，$C_{5\sim6}$ 椎间盘突出，椎管狭窄，脊髓受压

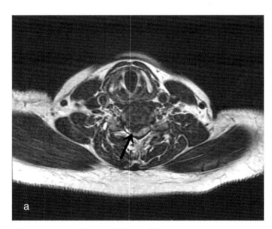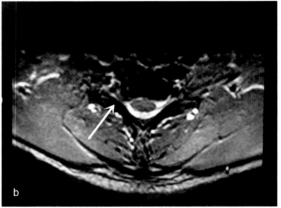

图 2-4-9　颈椎 MRI 轴位 T₂ 像
a. 箭号示椎间盘髓核突出，压迫脊髓；b. 箭号示骨赘增生，压迫右侧神经根

第五节　颈椎病的诊断及鉴别诊断

一、颈椎病的诊断

颈椎病的诊断需要同时满足以下条件。

1．具有颈椎病的临床表现。

2．影像学表现提示椎间关节或椎间盘存在退行性改变，且可以解释临床表现。

二、颈椎病的鉴别诊断

1. 椎管内肿瘤 颈部的神经鞘瘤常呈哑铃形生长，累及椎间孔，压迫神经根，引起相应的神经根刺激症状。颈髓内占位室管膜瘤，星形细胞瘤常见，同样引起相应节段脊髓受损症状，髓内肿瘤症状进展往往比颈椎病快。完善颈部增强磁共振扫描可明确诊断。

2. 运动神经元病 起病突然，病情常进展迅速。以肌无力改变为主要症状，一般无感觉障碍。常以手部起病，进而发展至全身，俗称"渐冻症"。当单纯出现手部肌肉萎缩症状时，可完善肌电图检查，肌电图常提示胸锁乳突肌和舌肌出现自发电位。

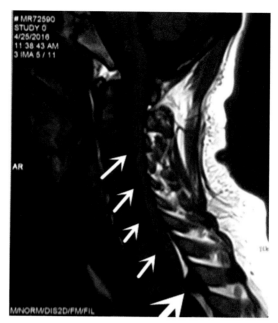

图 2-4-10 颈椎 MRI 轴位 T_1 像。图中小箭号示颈椎后纵韧带骨化，椎管狭窄。大箭号示胸椎黄韧带增生，压迫脊髓

3. 脊髓空洞 脊髓空洞是一种缓慢进展的脊髓退行性病变，常发生于青壮年，早期常出现上肢分离性感觉障碍，即痛温觉异常，触觉、深感觉相对完整。病程较长时，出现手部小肌肉的软弱无力。磁共振检查对空洞的部位、形态、长度及是否合并颅颈交界区畸形可提供精确的信息。

4. 周围神经嵌压综合征 外周神经受压迫可出现与神经根型颈椎病相似的症状，如胸廓下口综合征、肘管综合征、桡管综合征等，这些综合征都有局部的骨性结构和纤维性结构卡压周围神经的因素。

（王寅千 范 涛）

参考文献

［1］中华外科杂志编辑部.颈椎病的分型、诊断及非手术治疗专家共识(2018).中华外科杂志,2018,56(6) 401-402.

［2］赵继宗,周定标.神经外科学.3版.北京:人民卫生出版社,2014.

［3］赫库理兹.罗斯曼西蒙尼脊柱外科学.党耕町,刘忠军,张凤山等译.6版.北京:北京大学医学出版社, 2017.

［4］范涛.脊髓脊柱外科典型病例诊疗解析.北京:人民卫生出版社,2018.

第六节　颈椎病的保守治疗

多数颈椎患者应用保守治疗可使症状减轻或明显好转，甚至治愈，对于早期病例尤其明显。保守治疗可避免手术带来的疼痛，分为急性期和慢性期治疗：①急性期主要通过颈部制动、脱水消肿、消炎及神经营养等治疗；②慢性期则通过活血药物、颈椎牵引、推拿按摩等方法进行，对于 90% 的脊髓型颈椎病患者一般可通过科学、系统、规范的保守治疗减轻神经压迫症状。

药物、针灸、推拿、牵引等保守治疗方法不会改变疾病的自然史或影响手术的必要性，但在一定程度上可调整颈椎生物力学平衡以缓解其支配区肌肉、韧带的紧张状态，促进局部血液循环及增大流速，改善脊髓血供，减轻脊髓压力，修复脊髓功能，对颈部僵硬、疼痛症状的缓解及运动、感觉功能恢复具有积极作用。

保守治疗主要以经验治疗为主，常用的保守治疗主要有以下几种。

1. 枕颌带牵引　主要作用为制动、解除颈部肌肉痉挛、恢复颈椎椎间关节正常曲线，使椎间孔牵开从而缓解对神经根的压迫与刺激，牵引所产生的固定与制动作用使颈椎的创伤反应减轻或消失。牵引可取坐位或卧位，宜取头微前倾、颈微屈曲位。颈部过伸位可使症状加重者采用持续牵引。牵引重量 2～6kg，视患者体重及病情而定，从小重量开始，逐渐加重。2～4 周为 1 个疗程。

2. 理疗　有多种方法，目的是消除肌肉痉挛，加速炎性水肿消退，调节与改善局部肌肉、韧带和神经的血液循环与代谢。

3. 手法　采用操作轻柔的手法，可作为一种辅助治疗，有利于缓解肌肉痉挛，改善局部血供，解除疼痛，但应在影像学检查支撑的基础上，谨慎、合理、安全的手法治疗可调整颈椎"筋 - 骨 - 肌肉"体系的平衡，改善脊髓缺血状态，减轻脊髓压迫从而达到治疗目的。

4. 颈部固定和制动　应用围领和颈托使颈椎获得制动与固定，使颈椎骨关节炎症逐渐消退。

5. 药物治疗　可根据患者具体情况适当选用镇静、镇痛、消炎药物；中医辨证论治的基础上因证立法，以活血化瘀、强督通络、益阳补肾为治则，选用中药外敷和内服，在某些地区应用较广，且有一定临床疗效。

6. 其他　纠正头颈部不良姿势及不良睡眠体位，经常改变头颈部体位，避免在单一姿势下持续时间过久，改变颈椎负荷力线，加强颈后肌群锻炼。以上方法不仅可纠正颈椎病的病理状态，也是符合生物力学原则的措施，对颈椎病非手术治疗效果具有很大影响，也是防止复发的重要措施。

第七节　颈椎病的手术治疗

对于症状严重且经严格保守治疗无效的病例可选用适当的手术治疗。

一、手术适应证

1．经正规保守治疗救治无效者，尤其症状仍逐渐加重者。
2．症状反复或持续发作影响工作和日常生活者。
3．轻微外伤后症状突然加重者。

二、手术原则

1.减压　包括对脊髓、神经根及椎动脉的减压。
2.局部稳定　在减压的同时，要充分考虑颈椎的稳定性，一期行植骨融合。

三、手术入路

（一）分型

颈椎病的手术入路分为前入路和后入路两种，对于具体病例，可能还需前、后联合手术。根据以下几点选择哪种入路：①压迫来自前方还是后方；②颈椎生理曲度是否改变；③有无颈椎管狭窄及狭窄范围；④病变的位置。

1.前入路手术　如病变来自前方，颈椎生理曲度变直或后凸，宜选用前入路手术。

2.后入路手术　病变主要来自后方，或合并黄韧带肥厚/骨化，或病变为发育型颈椎管狭窄，应采用后入路手术。

3.其他　如患者为复合型病变，椎管前后均有压迫，且程度相近，此时应根据临床症状及体征，判断引起主要损害的部位，适当选用手术入路，手术后神经症状未满意缓解者，可再用另一种入路对病变进行减压。

（二）前入路手术

1.术前准备　术前患者应行床上肢体功能训练、床上大小便及气管、食管推移训练。

2.体位及麻醉　颈前入路手术采用经鼻或经口气管插管全身麻醉，仰卧位，颈下垫沙垫或水袋，将颈部自然后仰（切勿过伸）。

3.手术切口及定位标志

（1）横切口（图2-7-1），符合皮纹走行，术后不易引起挛缩，瘢痕小，不影响美观。

（2）斜形切口，沿胸锁乳突肌内侧缘由上而下,术后可因切口瘢痕收缩导致直线挛缩，从而影响颈部仰伸活动，并且明显影响美观，较少使用。

（3）定位标志（图 2-7-2），舌骨 -$C_{3\sim4}$ 椎间隙，甲状软骨 -C_5 椎体，环状软骨 -$C_{5\sim6}$ 椎间隙，锁骨上窝 - 颈 $_7$ 胸 $_1$ 椎间隙。术中应采用 C 形臂精确定位。

4. 颈前入路手术方式

（1）颈前入路椎间盘切除 + 椎体间融合术（anterior cervical discectomy and fusion，ACDF），即术中切除病变节段椎间盘、椎体后缘骨赘及局部后纵韧带，可同时行椎间孔扩大减压，需保护神经根及椎动脉（图 2-7-3 ～图 2-7-6）。然后选取合适内植物固定。该术式可有效解除脊髓及神经根压迫，恢复颈椎生理前凸。该方法颈椎融合性高，稳定性可靠，缺点是伴有椎体后缘骨化者，减压效果较 ACCF 术式差（扫描二维码观看视频）。

ACDF 视频

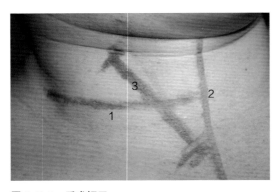

图 2-7-1　手术切口
1. 表示横切口；2. 表示中线；3. 表示胸锁乳突肌内缘或斜形切口

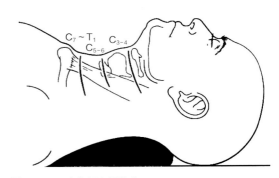

图 2-7-2　定位标志及体位
仰卧位，颈下垫沙垫；$C_{3\sim4}$- 舌骨，$C_{5\sim6}$- 环状软骨，$C_7 \sim T_1$- 锁骨上窝

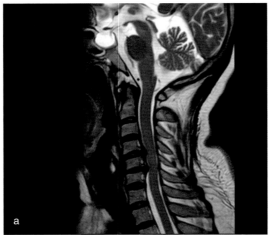

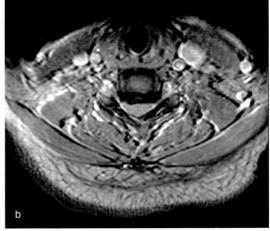

图 2-7-3　术前 MRI 示 $C_{4\sim5}$、$C_{5\sim6}$ 椎间盘突出，压迫硬膜囊
a. 矢状位；b. 轴位

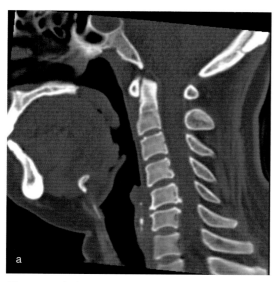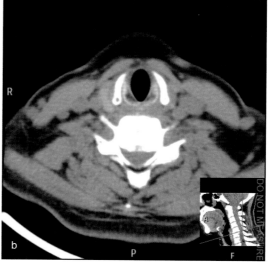

图 2-7-4　术前 CT 示 C₄₋₅、C₅₋₆ 椎间盘突出，椎体后缘增生骨化
a. 矢状位；b. 轴位

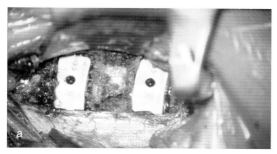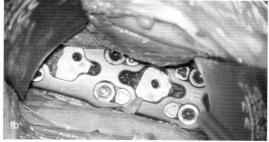

图 2-7-5　ACDF 术中放置融合器及钛板（彩）

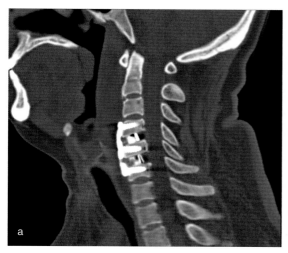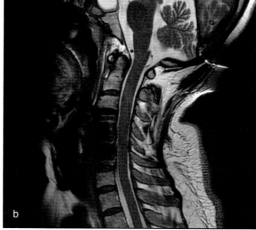

图 2-7-6　ACDF 术后复查 CT 及 MRI

（2）颈前入路椎体次全切除 + 椎体间融合术（anterior cervical corpectomy and fusion，ACCF），即术中切除上下椎间隙椎间盘，以及病变椎体，该术式对硬膜囊减压充分，尤其适用于椎体后缘骨化严重者，该术式较 ACDF 出血稍多，术后稳定性略差，有椎间隙塌陷风险（图 2-7-7）。

（3）颈前入路人工椎间盘置换术（artificial cervical disc replace-ment，ACDR），该术式操作同 ACDF，内植物变为人工颈椎间盘，该术式保留了颈椎活动功能。在术后患者疼痛、功能障碍及术区活动功能等方面，较 ACDF 可获得更快、更好的疗效。缺点是人工椎间盘费用高，术后邻近节段有假关节形成风险（图 2-7-8）。

（4）微创技术：主要包括射频热凝靶点治疗、经皮激光椎间盘减压术等，具有创伤小、见效快等优点，适用于根性神经症状的颈椎病患者，手术采用局部麻醉，在 CT 或 C 形臂引导下经皮穿刺到达病变椎间隙，射频直接作用于病变髓核，使其坏死、凝固、体积缩小，减轻盘内压力及神经根压迫，术中可联合臭氧或胶原酶治疗，效果更好。该手术创伤小，费用低，见效快，但该技术热凝范围局限，要严格把握手术适应证，同时有椎间隙感染的可能。

随着内固定物的发展，ACDF 的内固定器械还有零切迹固定物（图 2-7-9），采用嵌片式结构将融合器固定于上下椎体内，椎体前方不用钛板固定，减少金属材料使用，降低术后并发症。对于长节段颈椎病可能需几种技术联合应用（图 2-7-10），以下简称杂交手术，杂交手术是融合与非融合联合术式，即在融合节段上方或下方采用非融合手术方式，该术式可减少邻椎退变的发生，也可有效维护颈椎稳定及生理曲度。杂交手术需要术者有丰富的手术经验，应用人工材料多，手术费用高。

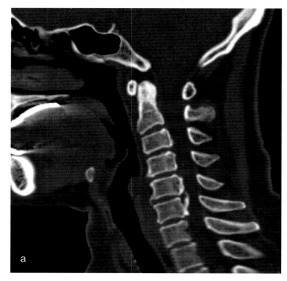 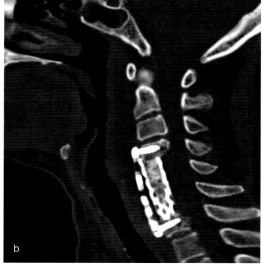

图 2-7-7　颈椎后纵韧带骨化，ACCF
a. 术前；b. 术后

5. 颈前入路手术后管理　目前颈椎病手术基本上在显微镜下操作，解剖清晰，可以最大程度保护邻近组织，显微镜下止血更彻底，术后血肿发生率较裸眼更小，原则上手术当天患者即可回家，但通常在医院观察 24～48 小时。对于植骨融合患者，需佩戴颈托保护，术后 1～2 周复查颈椎侧位片或三维 CT，术后 8～12 周确定椎体融合程度。

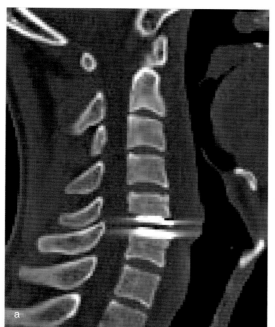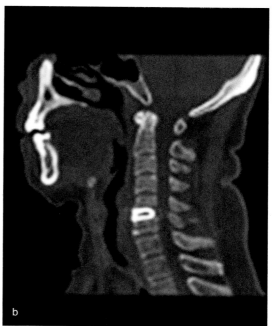

图 2-7-8　颈椎间盘突出（ACDR）：人工椎间盘及颈椎动态稳定器

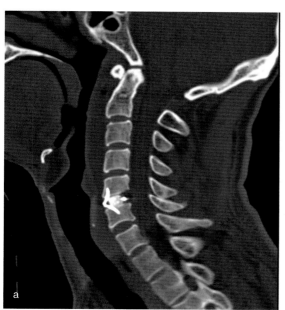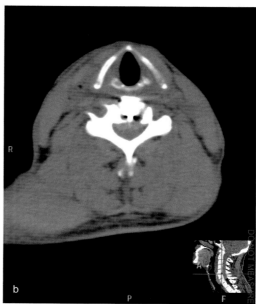

图 2-7-9　颈椎间盘突出零切迹固定

6.颈前入路手术并发症

（1）早期并发症：有切口血肿（很少导致呼吸困难而需紧急气管插管）、吞咽痛、声音嘶哑、脑脊液漏等。由于目前应用显微镜进行手术，上述并发症较裸眼下手术并发症发生率大大降低，特别是脑脊液漏的发生率，远远少于裸眼手术。

（2）远期并发症：有内固定物松动移位、脱出、椎间隙塌陷及假关节形成等，对于ACDR，邻近部位骨赘形成，即假关节，是该术式的一个远期并发症，术后短期内应用非甾体抗炎药物可减低其发生率。

（三）颈后入路手术

1.术前准备　气管插管全身麻醉，采用俯卧位或侧卧位，切口常规应用后正中直切口。

2.颈后入路手术方式

（1）颈后入路椎间孔入路椎间盘切除术（图2-7-10）+锁孔技术（Key-Hole术）：该术式适用于椎间孔狭窄或外侧型椎间盘突出所致的根性颈椎病。该方法优点是手术切口小，手术时间短，损伤小，不影响颈椎稳定性，术后当天即可出院，注意切口护理外，无具体术后限制；缺点是术中对神经根牵拉较重，易损伤椎动脉，需要术者具有较丰富的手术经验及较高的显微操作技术水平。

（2）颈后入路椎管扩大成形术（图2-7-11）：即单开门技术，该技术适用于多节段颈椎病、后纵韧带骨化及黄韧带骨化等。该方法是在两侧关节囊内侧用高速磨钻磨除椎板外层，宽3～5mm，保留内层，将临床症状重的一侧椎板完全切开，对侧形成门轴，通常在$C_{2\sim3}$及$C_{6\sim7}$处切开黄韧带，用小钛片及小钛钉将各节段撑开及固定。该方法可一定程度保留颈椎活动度，更好地保护脊柱后柱结构，减少颈肩部的麻木疼痛，待门轴侧骨愈合后再行颈后肌群锻炼。

（3）颈后入路椎板切除+植骨融合术（图2-7-12），该方法适用于颈椎曲度好的

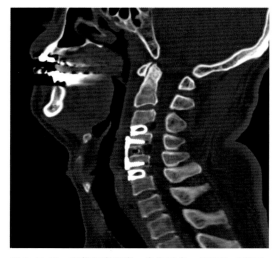

图2-7-10　颈椎间盘突出，杂交手术：ACDR+ACDF

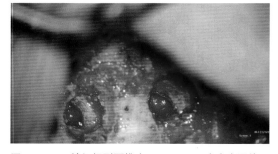

图2-7-11　神经根型颈椎病，Key-Hole术术中图片

多节段颈椎病及颈后纵韧带骨化症等。术中切除椎板前，在两侧置侧块或椎弓根螺钉，然后再行椎板切除减压，通常采用"揭盖法"切除椎板，防止硬膜囊疝出加重神经功能损伤。该手术需行侧块或椎弓根置钉，有神经根及椎动脉损伤风险。该方法为融合性手术，限制了颈椎的活动范围，术后应佩戴颈托，避免非甾体抗炎药物的使用。早期并发症主要是术区血肿、脑脊液漏以及感染等，远期并发症主要有内固定松动、移位及脱出等。

　　总结：颈椎病的手术方式，要依据具体病例具体分析，一般压迫来自前方，则采取前入路手术，压迫来自后方，则采取后入路手术，对于长节段病变，也可能行"杂交"手术，应用上述几种方式进行前、后入路联合手术（图 2-7-13）。手术有效率在 90% 以上，神经根型颈椎病手术效果更优。前入路手术较后入路更早获益。颈椎前入路手术优势在于能直接切除脊髓前方的致压物，去除主要致病因素，解除脊髓压迫症状，恢复稳定颈椎的生理结构和曲度，治疗周期短，临床疗效显著，技术要求高。ACDF 及 ACCF 均为融合性手术，ACDF 无论在手术时间、术中出血量及并发症发生率均优于 ACCF，但 ACCF 较 ACDF 减压彻底，纠正生理曲度的效果较 ACDF 差，两者远期骨融合的发生无明显差异；ACDR 为非融合性手术，融合性手术丧失了部分颈椎的活动度，融合节段邻近椎体可加速退变，

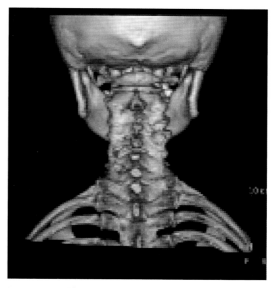

图 2-7-12　神经根型颈椎病，Key-Hole 术后三维 CT

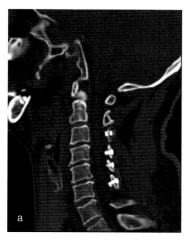 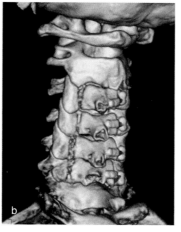 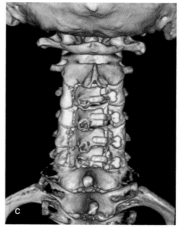

图 2-7-13　颈椎管狭窄，颈后入路单开门术后 CT 及三维重建
a.CT 矢状位；b、c.三维重建

非融合性手术保留了颈椎的活动，但住院费用较融合性手术高。颈椎后入路手术主要是从后方扩大椎管，利用"弓弦原理"，最大范围间接减轻脊髓压迫，后入路手术并发症发生率较前入路手术低，手术损伤大，术后住院时间较前入路长。随着显微技术的广泛应用，颈椎病显微手术的并发症发生率将会逐渐降低。

（赵新岗　范　涛）

参考文献

［1］范涛（译）.神经外科手术图谱 - 脊髓脊柱及周围神经分册.北京：科学出版社，2018.

［2］孙英飞，蒋欣，移平.ACDF 与 ACCF 手术治疗双节段脊髓型颈椎病的疗效比较.颈腰痛杂志，2020，41(1):117-118.

［3］罗海涛，程祖珏，吕世刚，等.中国组织工程研究，2020，24（9）：146-1470.

［4］周文芳，夏红.脊髓型颈椎病的治疗进展.医学理论与实践，2020，33（4）：553-554.

［5］宋勇嘉，王凯，宋敏.脊髓型颈椎病治疗中梯次疗法的科学内涵.中国中医骨伤科杂志，2020，28（2）：82-85.

［6］Demetriades A K.Early cervical spondylotic myelopathy and longitudinal brain activation changes.Acta Neurochirurgica，2018，160（5）：933-934.

［7］Haddas R，Lieberman I，Boah A，et al.Functional balance testing in cervical spondylotic myelopathy patients.Spine(phila pa 1976)，2018，44(2):103-109.

［8］王加松.中医治疗神经根型颈椎病的临床观察.中国继续医学教育，2020，12（7）：143-145.

［9］万丽，李颂，夏士新，孙凤伟.核心稳定训练治疗颈型颈椎病的临床疗效.华西医学，2020，35（1）：35-40.

［10］梁宇，梁月.颈项肌肌力训练联合综合物理因子在颈椎病患者康复治疗中的应用价值，医疗装备，2020，33（4）：106-107.

［11］张稳，陈刚，夏红.脊髓型颈椎病的微创治疗的研究进展.临床与病理杂志，2020，40（1）：162-165.

［12］李泽艇，王梅，张春元.等.射频消融术联合小剂量胶原酶化学溶解术治疗神经根型颈椎病疗效评价.中国疼痛医学杂志，2019，25(10):758-764.

［13］吴佳倩，陆一涵，张成钢.颈椎病的研究进展.健康教育与健康促进，2018，13（1）：8-61.

第 3 章　颈椎病单元

第一节　概　述

一、概念

颈椎病单元（cervical degenerative disease unit，CDDU），是一个针对颈椎病的、综合性的完整治疗单元。2019 年 5 月笔者参观了加拿大多伦多大学神经外科颈椎病手术室，与 Eric M.Massicotte 教授就颈椎病治疗进行了探讨和研究。笔者回国后针对中国颈椎病治疗实际情况和需要，结合颈椎病日间手术的理念，总结了过去几年颈椎病治疗的经验，于首都医科大学三博脑科医院首创建立了颈椎病单元。完整的颈椎病单元由 4 部分组成。

（1）术前评估及宣教：让患者对颈椎病有一个初步的认识，完成宣教或教育普及术前评估，使患者对颈椎病术前、术中、术后的情况有完整清晰的认识。

（2）手术评估及实施：选择手术方式及评估手术中面临的问题，如评估出血量及手术难度，以及可能出现的并发症，让患者术前对手术情况有所了解。

（3）术后评估及出院指导：术后 ICU 及病房期间评估和围术期管理，出院时完成康复指导。

（4）术后康复及功能锻炼：包括住院期间康复及术后出院后的注意事项及功能锻炼。

二、颈椎病单元的目的和作用

颈椎病逐年高发，世界卫生组织公布的全球十大顽症，颈椎病排名第二，仅次于心血管疾病。目前我国有 2 亿多颈椎病患者，颈椎病患病率约为 17%，成人发病率约占颈椎病患者的 90%。近些年来，随着手机等通信工具的普及，青少年"低头族"越来越多，颈椎病的发病年龄呈现年轻化的趋势，我国青少年的发病率已达 10%。颈椎病对社会造成的负担日益增加，目前，颈椎病患者平均住院日根据手术方式不同而不同，平均 7～14 天。患者术前对颈椎病认知普遍不足，对术中、术后风险及可能的并发症准备不够，造成了医疗资源的浪费，同时也增加了颈椎病患者及家属投入的时间、精力、费用等成本。

通过颈椎病单元模式，使颈椎病患者的治疗康复一体化，可减少手术创伤，加速术后恢复及康复，缩短住院时间，减少住院费用，精简治疗程序，促进患者恢复，规范颈椎病的治疗，从而减轻颈椎病对社会造成的负担及危害。

第二节　术前评估及宣教

颈椎病单元中分为入院前和入院后两部分。入院前的准备可以缩短住院后的术前准备时间，入院后准备可以为术后的康复打好基础并提高围术期患者的舒适度。

一、入院前准备

1. 提前和门诊医师约定具体住院时间，带上医保卡，如外地患者做好医保转诊。

2. 一些药物会增加手术麻醉风险，如抗凝药物中的阿司匹林及华法林需要术前停药 1 周，降压药物，如利血平需要停药 2 周左右。停药前需要和专业医师咨询替代药物方案。其他慢性病药物，如降压药物及降糖药物，可根据原有治疗用药带药，如控制效果佳可继续服用原有药物并维持原用量。

3. 与家属或朋友充分沟通。根据病情轻重和手术大小，有部分患者术后卧床期间可能需要陪护人员进行大小便的护理，请安排好陪护人员。患者出院后可能有几周的时间需要他们的帮助，比如做饭、购物或家务等。因为佩戴颈托不方便，驾车亦不安全，需要安排人员辅助。

4. 来医院的前一晚吃饭后不能再吃饭喝水，患者需要晨起空腹入院抽血检查，术前评估会花费 2～3 天时间。如果患者带齐近期的 CT、MRI 等影像资料及近期的外院检查结果，患者的术前等候时间可能会缩短。不要带太多的随身物品，尤其是贵重物品，以防遗失。

5. 戒烟：手术前至少戒烟 1 周，术前戒烟是因为吸烟刺激呼吸道分泌，如果不及时排出导致痰多，会增加呼吸道感染的风险。痰多还会刺激频繁咳嗽，导致手术切口疼痛。吸烟会增加患者的麻醉及手术风险，同时吸烟会影响植骨区域血液供应，使患者术后颈椎植骨不愈合风险大大增加。吸烟会直接作用于给脊髓供血的血管，影响脊髓的血液供应，影响术后神经功能恢复。

二、入院后准备

1.颈托　颈托的大小是否合适是以高度和周径来确定的。颈椎中立位（正常自然位）时，颈托的上缘接触并贴紧下颌、下缘紧密接触胸骨及胸壁，颈托最大周径需要大于颈部周径，戴上颈托后颈部不进行低头与旋转运动为宜。防止松动导致固定效果不佳。不建议使用充气式颈托（图 3-2-1）。扫描二维码观看视频。

如何佩戴颈托

2.手术前训练

（1）气管推移训练：术前 4 天开始使用右手 2 ～ 4 指指端顺气管侧旁，将气管、食管向左侧推移，必须超过中线，每次 5 ～ 10 秒，每天 3 次，每次 20 分钟，每次间隔 2 ～ 3 小时，逐渐增加到 15 ～ 20 分钟（图 3-2-2）。

（2）呼吸功能训练：口唇闭合经鼻腔吸气，呼气时将嘴唇缩紧，如吹口哨样，在 6 秒内将气体缓慢呼出，使吸气和呼气

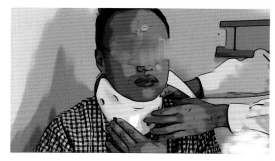

图 3-2-1　颈托的正确佩戴方法

时间比达到 1：3，每天 3 次，每次 20 分钟。练习时如果出现胸闷、憋气、头晕等过度通气症状，请立刻停止训练（图 3-2-3）。

（3）咳嗽功能训练：先深吸气后屏住气，然后稍用力咳嗽，同时用手保护颈前右侧切口位置，每天 3 次，每次 20 分钟（图 3-2-4）。

（4）侧身起卧训练：手术前 1 ～ 2 天教导正确的起床姿势。戴好颈托后侧身躺，用身下的一只手臂将上身撑起，用另一只手臂辅助将身体撑起来。侧身起卧，可以保护颈椎，防止颈部肌肉支持不够，以及手术区域活动引起疼痛（图 3-2-5）。

（5）手术前基础病的控制：①高血压病患者需要控制在 140/90mmHg 以下，停用利血平，改用其他降压药物替代治疗；②糖尿病患者需要尽可能控制空腹血糖在正常范围，

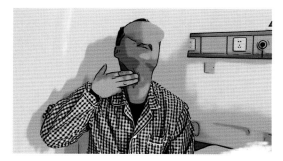

图 3-2-2　气管推移训练

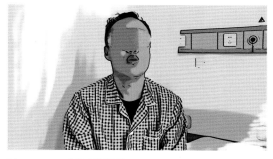

图 3-2-3　呼吸功能训练

第 3 章　颈椎病单元

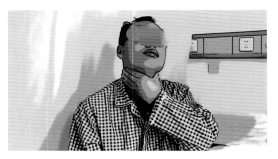

图 3-2-4　咳嗽功能训练

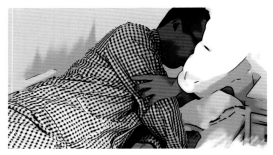

图 3-2-5　侧身起卧动作

尿中酮体、蛋白、尿糖均需要正常；③冠心病患者需要确定心电图无明确缺血征象，行支架治疗后需要 6 个月方可安排手术；④急性咽炎及喉炎患者需要治疗至症状消失，血象正常后方可手术。

第三节　手术评估及实施

严重的或进行性脊髓型颈椎病患者，以及非手术治疗失败的颈部持续性轴性疼痛或颈神经根病患者应考虑手术治疗。手术入路取决于临床症状和病变部位。手术前治疗组医师会进行病例讨论，决定患者的具体手术方式。手术前 1～2 天交代手术方式及风险，手术风险包括：吞咽困难，损伤周围的结构，出血可能需要输血，感染，脊髓及神经损伤，血肿压迫呼吸困难，植骨融合失败等。针对具体手术方案可能会有不同的术中风险及术后并发症。颈椎病单元的患者可依据手术术式及风险选择恰当的护理方式，减少对手术的恐惧，减少并发症的发生概率。

一、前入路手术

前入路手术包括颈椎间盘切除术、椎体次全切除术、人工椎间盘置换术。前入路手术核心目的是减压，减压范围和固定方式各有差别。

1. 颈前入路椎间盘切除 + 椎体间融合术（ACDF）　目的是为了解除前方椎间盘或骨赘对脊髓及神经前方的压迫，固定融合促进颈椎的稳定。ACDF 常使用人工骨，术后可以得到即刻的稳定，同时可以根据钛板弧度调整颈椎后凸等序列异常（图 3-3-1～图 3-3-3）。

2. 颈前入路椎体次全切除 + 椎体间融合术（ACCF）　目的是为了去除前方多节段的韧带骨化或骨赘等压迫，减压骨窗内置入钛笼或人工椎体促进颈椎稳定。ACCF 减压较充分，对多节段的骨化及椎管狭窄效果好。术中椎体次全切除后植骨常使用自体髂骨植

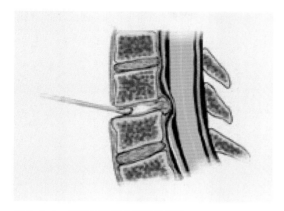

图 3-3-1　颈前入路手术椎间盘切除

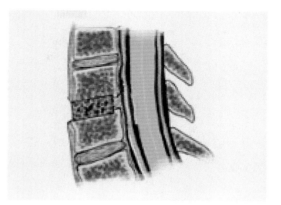

图 3-3-2　颈前入路手术椎间盘植骨

骨，具体情况需要根据术中需要植骨的估量决定，手术中的固定物及置入物一般情况下不需要再次手术取出（图 3-3-4）。

　　3. 颈前入路人工椎间盘置换术（ACDR）　目的是切除椎间盘来减压，同时置入人工椎间盘保留颈椎的活动度。ACDR 术后可以较早地在颈托辅助下开展颈部活动训练，对相邻节段椎间盘有较好的保护，防止邻近节段退变（扫描二维码观看视频）。

人工椎间盘置换

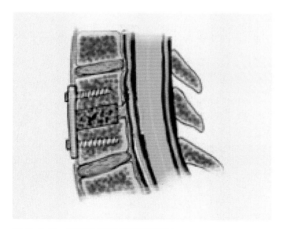

图 3-3-3　颈前入路钛板螺钉固定

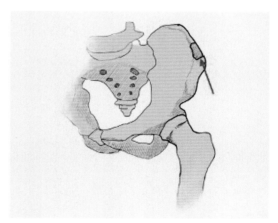

图 3-3-4　髂骨取骨位置

二、后入路手术

　　后入路手术包括椎板切除+植骨融合术、椎管扩大成形术、椎间孔入路椎间盘切除术。

　　1. 颈后入路椎板切除+植骨融合术　目的是对多节段的前方或后方压迫进行减压。压迫节段常在 4 个或更多的水平，同时对不稳定的颈椎进行固定来促进稳定。颈椎前凸

第 3 章　颈椎病单元

存在是后入路减压手术的关键，为脊髓在减压后能向背侧移动的空间提供条件。多节段椎板切除后可以对椎管广泛减压同时使用钉棒固定促进椎体间稳定。

2. 颈后入路椎管扩大成形术　目的是对多节段的前方或后方压迫进行减压，保留颈部的活动度。压迫节段常在 4 个或更多的水平。通过颈椎后入路椎板开窗减压扩大椎管容积，为脊髓向后漂移创造空间，对前入路压迫间接减压。因为椎间韧带复合体均予以保留，因此不需要后入路固定，保留了颈部的活动度。

3. 颈后入路椎间孔入路椎间盘切除术　目的是对神经根型颈椎病进行微创减压。Key-Hole 开窗减压是指使用超声骨刀或磨钻在后方椎板及侧块关节处进行锁孔开窗，向椎间孔处探查，对压迫神经根的椎间盘或骨化组织直接减压。因为几乎不影响颈椎的稳定，因此无须固定，术后颈部活动度及稳定性均好。

三、前后入路联合手术

前后入路联合手术目的是将前后方致压物切除，并促进颈椎稳定。前后入路联合手术可以直接将压迫解除，对脊髓及神经根直接减压，前后入路的固定提供了足够的稳定性。

第四节　术后评估及出院指导

颈椎病单元中，术后 ICU 医生共同完成自转回普通病房后，患者及患者家属就应积极地参与到护理及康复中来，与医护人员一起进行围术期管理，出院时针对患者的个体情况进行有针对性的出院指导。

一、术后评估

1. ICU 评估　手术后进入 ICU 进行麻醉苏醒 2 ~ 3 小时，届时患者的家属将在 ICU 外等待，如顺利拔管，ICU 评估清醒后转回普通病房。期间患者麻醉刚苏醒时双手可能被约束，那是为了防止患者拔除气管插管或输液管路，请不要恐慌。患者卧床时没有佩戴颈托请不要试图抬头或起身。如患者清醒后，要叮嘱多活动手腕及足踝，防止静脉血栓形成。ICU 医师在根据术中出血情况和手术时间评估后，给予术后补液及抗生素治疗。

2. 普通病房注意事项

（1）体位：全身麻醉术后需要平卧 4 小时，如果医师没有特殊嘱咐，手术后 4 小时就可以自由翻身了。如有引流管应尽可能多向引流管那一侧侧身以方便引流。患者可以在颈托保护下坐起，逐渐将床摇起，无头晕等不适后完全坐直，如顺利术后第 1 天可下地锻炼（图 3-4-1）。

1）颈椎前入路手术后的患者：可以正常使用枕头，采用任何卧位。注意轴向翻身（头和身体同角度翻转，避免扭动颈部的动作）。

2）颈椎后入路手术后的患者：①在引流管拔除之前应当多采用侧卧位，避免仰卧位，以避免颈后方手术切口及颈椎结构因为受到压迫出现问题，影响手术效果。还可以避免切口引流管受压导致引流液在创面内积存出现症状。②侧卧位时应当保持枕头与肩同高，枕头过高或者过低都可以因为颈部扭曲引发强烈不适感甚至疼

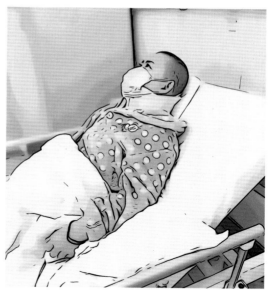

图 3-4-1　手术后体位

痛。③引流管拔除后可以仰卧位，术后 6 周以内颈后部可以垫上数层软毛巾，给予颈部一定的柔软支撑，不要让颈后方悬空，否则可以引发颈部不适感甚至剧烈疼痛。术后 6 周以后就可以使用正常的枕头了。

（2）饮食：手术拔除气管插管后 5 小时就可以喝水，如无不适可以变成流食。逐渐改成半流食。可以适当喝酸奶，通气以后，就可以恢复正常饮食了。但是手术后胃肠蠕动功能减弱，容易出现胀肚、反酸等不适，尽可能吃一些容易消化的食物。术后 2 ～ 3 天可能存在吞咽不适，随着水肿消失，不适感逐渐消失，可在此期间进软食。

（3）下床时机：颈椎术后一般在 24 小时内都建议坐起下床，但是要小心，下床固定好引流管，防止引流管脱出。下床时注意戴好颈托，按术前练习的侧身起卧方式。鼓励在床上进行四肢屈伸活动，避免静脉血栓的发生。第一次到厕所排便一定要有家人陪护，防止出现晕厥的情况。

（4）术后患者的引流管将带 1 ～ 2 天，保持颈部辅料清洁，如有污染请通知医师进行换药。引流管第 1 天引流量可能多至 50 ～ 100ml，如果 24 小时引流少于 50ml 可以考虑拔除引流。

（5）颈托保护颈椎：手术后，卧床期间不需要佩戴颈托。开始离床活动以后，不同的手术方式使用不同的佩戴颈托方案。

1）颈前入路人工椎间盘置换术后的患者：平卧及侧躺不需要佩戴颈托，术后 4 ～ 6 周坐起下床需要佩戴颈托，防止外伤及过度活动。

2）颈椎前入路植骨融合内固定术后的患者（包括 ACDF 及 ACCF）：短节段固定（1 ～ 2 节段）术后 6 ～ 8 周坐起下床需要佩戴颈托，长节段固定（3 节段及以上）术后

可能需要佩戴颈托 8 ～ 12 周。

3）颈椎后入路术后的患者：平卧及侧躺不需要佩戴颈托，如果是微创椎板开窗的患者，术后 4 ～ 6 周后坐起下床需要佩戴颈托，防止外伤及过度活动。颈后入路固定或椎管扩大成形手术的患者，术后 6 ～ 8 周颈托固定。

4）颈椎前后入路联合手术的患者：平卧及侧躺不需要佩戴颈托，8 ～ 12 周坐起下床需要佩戴颈托。

（6）术后可能出现的不适

1）呼吸吞咽困难：患者可能觉得喉咙肿胀或疼痛，症状在 1 周内会消失。患者需要吃一些体积小并且好吞咽的食物。术后尽可能挑选容易消化的食物。术后患者可能觉得呼吸吃力，按照术前训练的咳嗽方式尽可能将痰液排出，症状在 1 周内会消失。患者术后会接受雾化治疗，雾化治疗可以稀释痰液促进排出，陪护人员需要对患者翻身拍背，促进痰液排出并防止压疮。

2）术后急症：患者术后会住院 48 ～ 72 小时，住院期间如患者感到呼吸逐渐困难或发现颈部肿胀明显，请立刻通知医师进行处理。如果突然出现肢体麻木、无力，或疼痛逐渐加剧，请立即通知医师处理。医师首先会检查患者的手术切口并安排 CT 或超声等检查。

3）术后发热：如出现发热，体温 37.3 ～ 38.3℃，不要过于紧张，可能是术后吸收热，多饮水、温水擦拭即可，如超过 38.5℃ 请医师为患者开具解热药物。

4）术后疼痛：如患者术后选择使用镇痛泵，术后 2 天内患者一般不需要口服镇痛药物。如患者需要使用镇痛药物，需联系医师并告知患者是否存在胃溃疡等消化道疾病，镇痛药起效时间需要 10 ～ 20 分钟，最短间隔需要 4 ～ 6 小时后才可以再次服用。有时还会出现一侧或两侧上肢、肩背、前胸等部位的酸痛、刺痛或者麻痛感，这多是由颈前软组织或者神经根因为手术受到的牵拉和刺激所致，经过一段时间的治疗和休养就会恢复正常。如果疼痛为手术切口的胀痛，需要及时联系主管医师换药，监测手术切口愈合情况。

5）术后神经激惹症状：颈椎前入路手术以后，患者有时会出现短暂的声音嘶哑、饮水呛咳等现象；颈椎后入路减压手术的患者有时术后上臂抬臂困难，称为"C_5 神经根麻痹"，这是因为减压后脊髓漂移向后方，在这一过程中神经根会受到一定牵拉。经过神经康复治疗后，这些症状一般 6 个月内就会恢复。

6）术后神经症状反复：手术后神经症状恢复后再次出现加重，表现为四肢麻木、无力加重，这是颈椎病手术后恢复过程中的常见现象。可能与水肿或激素停药相关，经过康复治疗后会逐渐恢复。

二、出院指导

1. 出院后患者仍需要隔日换药，直到手术 1 周后。伤口如出现红肿、渗液、渗血或者脓性分泌物，请尽早联系患者的主管医师。手术切口内可能出现一些皮下线头冒出，这是线头排异反应，可到就近医院换药并拆除线头即可。

2. 手术后佩戴颈托 8～12 周，禁止颈部过度活动及外伤。患者除外卧床期间，原则上需要佩戴颈托 24 小时。

3. 如果出现肢体无力的感觉或原有的无力感觉加重，肢体麻木加重或出现新的麻木症状，请联系患者的主管医师。

4. 如需要换药或出现 3 天未大便，请联系社区医院医师或到就近诊所处理。

5. 至少手术后 1 周、切口完全干燥后，患者的伤口才可以接触水。用温度合适的温水轻柔地冲洗切口位置，但不要搓。1 个月内不要泡澡，1 个月后伤口愈合才可以游泳。洗澡后需要使用干净的毛巾擦洗干净。

第五节 术后康复和功能锻炼

颈椎病单元术后康复和功能锻炼是相当重要的一个环节，需要针对不同个体及不同手术方式拟订个体化康复及功能锻炼方案，并对患者进行日常生活活动指导。颈椎病单元术后康复和功能锻炼的短期目标：尽快恢复四肢感觉及力量,完成下地活动。远期目标：恢复日常生活活动能力，并早日回归社会生活。

一、术后康复

1.颈部锻炼 颈部锻炼可以缓解颈部僵硬并可以加强颈部肌肉力量，缓解颈椎的负荷。因此颈部锻炼非常重要，练习时应该遵循循序渐进的原则，可选择"米"字操或其他颈椎保健操，一般每天锻炼 2～4 组，不宜过多。

保健操步骤如下（扫描二维码观看视频）：

准备姿势：自然站立，双目平视，双脚略分开，与肩同宽，双手叉腰。

第一节：颈部缓慢向左侧屈，停留片刻，再缓慢向右侧屈，停留片刻，反复做 5～10 次。动作要舒展、轻松、缓慢，以不感到难受为宜（图 3-5-1a）。

第二节:颈部缓慢转向左侧，停留片刻，再缓慢转向右侧，停留片刻，反复做 5～10 次。此动作需缓慢以不感到头晕为宜（图 3-5-1b）。

第三节：先将下颌内收，同时头用力向上顶，停留片刻，再放松还原到准备姿势，反复做 5 ~ 10 次（图 3-5-1c）。

第四节：先将颈部后仰，停留片刻，再放松还原到准备姿势，反复做 5 ~ 10 次（图 3-5-1d）。

第五节：低头同时双手交叉，随后颈部后仰同时尽可能扩胸运动，再放松还原到准备姿势，反复做 5 ~ 10 次（图 3-5-1e）。

第六节：先将头颈向左前，然后缓慢向右做绕环动作，回到准备姿势。然后，反方向做同样动作，反复做 5 ~ 10 次（图 3-5-1f）。

第七节：挺胸，两臂展开尽量外旋，肘屈曲与肩相平，同时头颈向左旋转，眼睛看着左手，停留片刻；还原到准备姿势。然后，反方向做同样动作，反复做 5 ~ 10 次（图 3-5-1g）。

第八节：轻柔地按摩颈肩部的肌肉，达到完全放松的目的（图 3-5-1h）。

颈椎保健操

2. 项背肌锻炼　颈部后方肌肉是保护颈椎最重要的肌群，它可以提供对颈椎足够的支持保护，并可以缓解颈后方的僵硬，因此项背肌锻炼最为重要。

项背肌锻炼的方法：双手交叉放在后脑勺，双臂尽量向后展，向后仰头，双手用力抵住使头不能后仰，使颈部后方肌肉在持续用力。每天锻炼 3 ~ 4 组，每组 15 ~ 20 次，每次持续对抗 5 ~ 10 秒。

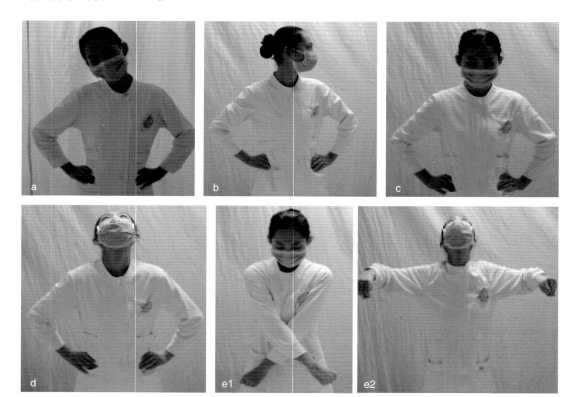

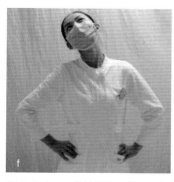
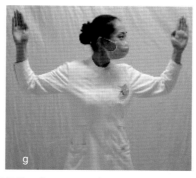
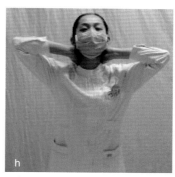

图 3-5-1 a.保健操第一节；b.保健操第二节；c.保健操第三节；d.保健操第四节；e1、e2.保健操第五节；f.保健操第六节；g.保健操第七节；h.保健操第八节

二、日常生活指导

1. 搬运 不要搬动大于 5kg 的东西。如果患者必须要做搬、拉、推、捡物等这些动作时，需要把东西靠近你的身体，高度要在患者的臀部到肩部之间，主要使用患者四肢的力量。尽量避免转颈动作，可回身转动整个身体（图 3-5-2）。

2. 颈部姿势 患者撤除颈托后，行走或直立时要保证头处于中立位置。从侧面看患者的耳朵和肩膀在同一条直线。头部重量直接作用于脊柱（图 3-5-3）。

3. 行走 行走时一种很好的康复方式。在体力允许的情况下，多次短途的行走比长距离行走有优势，如身体不适就停下来休息。行走时保持颈部中立位，挺胸双肩向后伸展。

4. 避免做扭转的运动 园艺、慢跑、滑冰、滑雪、打高尔夫等活动可能导致颈部扭转，尽可能不做以上活动。

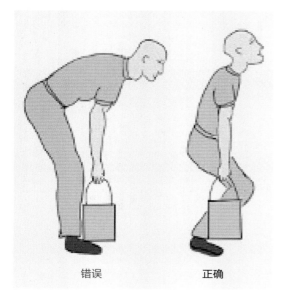
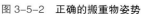

错误   正确

图 3-5-2 正确的搬重物姿势

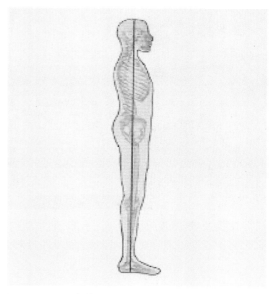

图 3-5-3 正确的颈部姿势

5. **坐姿** 坐直并保持头部面向前方，保证患者的肩、头、颈在合适的位置。做事时要保证双足置于地面，髋关节及膝关节均成90°，腰背部有足够的支撑会对患者的坐姿有帮助。避免长期低头姿势：如伏案办公、面对电脑等姿势。这种体位使颈部肌肉、韧带长时间受到牵拉而劳损，促使颈椎椎间盘发生退变（图3-5-4）。

6. **卧姿** 硬度适中的枕头会对颈部有足够的支撑。枕头高度约一横拳高度，平卧时颈部处于中立位最佳。起床时先双腿屈起，侧身面向下床方向，使用双上肢将身子撑起同时腿脚离开床面（图3-5-5）。

7. **驾驶** 至少需要手术8周后颈部活动训练开始后，转颈自如时方可尝试驾驶。驾驶前将腰部及颈部支撑调至舒适，先尝试短途驾驶，如需长途驾驶，需要分多次休息（图3-5-6）。

8. **禁忌** 避免颈部外伤，乘车外出应系好安全带并避免在车上睡觉，以免急刹车时因颈部肌肉松弛而损伤颈椎。出现颈肩臂痛时，在明确诊断并除外颈椎管狭窄后，可行轻柔按摩，避免过重的手法，加重损伤。如果确诊存在颈椎管狭窄或脊髓型颈椎病症状

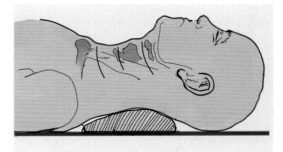

图3-5-5　正确的卧姿

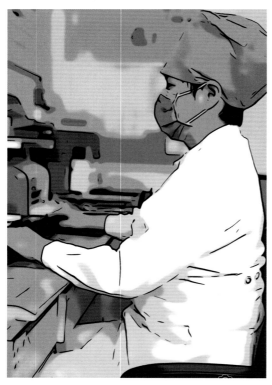

图3-5-4　正确的坐姿

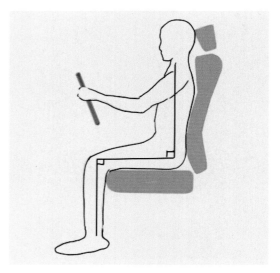

图3-5-6　正确的驾驶坐姿

禁止按摩。

9. 工作 需要根据患者的工作性质来确定恢复工作的时间，如果是轻体力活动，术后1个月评估后即可。如果是从事重体力活动，患者大约需要休养半年时间。

10. 生活方式调整

（1）保温预防感冒：因感冒发热可致症状加重，颈部保暖防止受冷、血管痉挛缺血导致症状加重。

（2）均衡饮食：食用含钙类丰富的食品及蛋白质，维生素如B族维生素、维生素C、维生素E等含量高的食品。如牛奶、新鲜蔬菜、水果等，这些都是修补骨骼、肌肉、韧带等组织必不可少的食品。维生素类还能缓解疼痛，解除疲劳。在饮食方面，原则上是注意饮食平衡，不偏。根据个人不同体质，不同症状选择不同的食品。饮食要合理搭配，不可单一偏食。只有加强各种营养，才能有利于颈椎病的康复和维持身体健康。合理饮食，应根据食物的不同性质加以合理平衡的安排。食物一般分两大类：一类是主食，主要是提供热能，如米、面都属于这类食物；另一类食物，可以调节生理功能，称为副食，如豆类、水果和蔬菜等。食物中所含的营养是不同的，粗粮细粮要同时吃，不可单一偏食。粗细粮、主副食搭配的全面营养可满足人体需要，促进患者的康复。

（3）规范用药：根据医嘱服药。如出院带药使用完后要咨询主管医师是否需要继续服用，可联系医院药品邮寄服务。

三、复查及随访

出院后1周预约颈部磁共振检查，将影像资料发给主管医师，如方便最好亲自到门诊复查。出院后与我们保持长期联系，如出现以下症状要给主管医师打电话：发热、手术切口红肿热痛、呼吸或吞咽困难、新发的颈部或肩部疼痛、四肢的麻木无力、逐渐增加的疼痛。手术后6个月左右门诊复查一次，复查时请携带术前、术后影像资料及上次手术的病例资料。出现颈部异响或颈部出现异常分泌物，或者肢体新出现麻木、无力或疼痛时，随时联系患者的主管医师复查。

（梁 聪 范 涛）

第 4 章　典型病例

第一节　脊髓型颈椎病（$C_{4\sim5}$、$C_{5\sim6}$，ACDF）

【病历资料】

1. 病史简介　患者女性，47 岁，双侧肩部及左上肢疼痛、麻木、无力 2 个月。

2. 查体　神清，颈软，无抵抗，左手精细活动笨拙，四肢肌力及肌张力正常，左上肢痛温觉减退，左上肢腱反射亢进。双膝踝反射正常，双 Hoffmann 征阳性，双侧巴宾斯基征阴性。

3. 辅助检查　颈椎 MRI 示颈椎轻度反弓，$C_{4\sim5}$、$C_{5\sim6}$ 椎间盘突出，后方脊髓受压（图 4-1-1）。颈椎 CT 示颈椎轻度反弓，骨赘形成（图 4-1-2）。

4. 术前诊断　脊髓型颈椎病、颈椎间盘突出（$C_{4\sim5}$、$C_{5\sim6}$）、高血压、糖尿病。

经过评估后入组颈椎病单元。

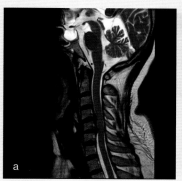 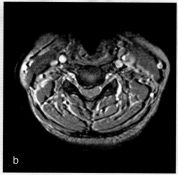 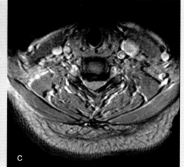

图 4-1-1　术前颈椎 MRI 示颈椎反弓，$C_{4\sim5}$、$C_{5\sim6}$ 椎间盘突出压迫脊髓
a. 矢状位；b.$C_{4\sim5}$ 轴位；c.$C_{5\sim6}$ 轴位

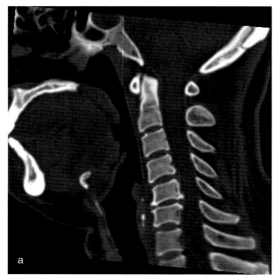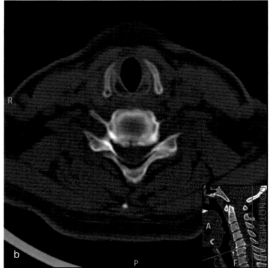

图 4-1-2　术前颈椎骨窗 CT 示颈椎反弓，骨赘形成
a. 矢状位；b.C$_{5\sim6}$轴位

【颈椎病单元——术前评估及宣教】

（一）术前宣教

术前继续使用原有降压药物并维持原用量。术前继续使用原有降糖药直至术前 1 天晚。选取合适大小的颈托并指导手术前气管推移训练、呼吸功能训练、咳嗽功能锻炼及侧身起卧动作练习。

（二）术前评估及临床决策

手术前根据病史、症状、体征及影像进行病例讨论，患者诊断为脊髓型颈椎病，脊髓受压，颈椎轻度反弓。肩部及左上肢麻木、疼痛等神经症状考虑与前方压迫脊髓相关。手术需要在减压充分的同时恢复颈椎生理曲度，因此手术方式决定为颈前入路椎间盘切除＋椎体间融合术（ACDF）。

（三）术前准备

预估手术时间为 2 小时，出血量约 100ml，给予手术中备血 1 个单位。评估感染风险，选用第二代头孢类抗生素头孢呋辛预防感染，术中使用皮质醇激素甲泼尼龙减轻水肿。手术前一天进行手术区域（颈部）备皮，做抗生素皮试，抽血做手术配血，护士告知禁食、禁水时间及需要准备哪些手术后护理用物。

【颈椎病单元——手术评估及实施】

（一）手术评估

患者为脊髓型颈椎病，手术方案拟订为颈前入路椎间盘切除 + 椎体间融合术（ACDF），向患者家属及患者交代手术方式及风险。包括：

1. 吞咽困难，损伤食管、气管等周围的结构，术中出血，感染，脊髓及神经损伤，血肿压迫呼吸困难，内固定移位植骨融合失败，术后高血压难以控制等。患者存在糖尿病，术中、术后监测血糖，监测手术切口愈合情况。患者体态较胖，脖子较短，术中需暴露 2 个节段，牵拉气管力量较大，术后可能出现喉部水肿，呼吸困难。

2. 告知患者手术后需要在 ICU 拔管及麻醉复苏约 2 小时，拔管后会拍摄 CT 转回普通病房。

3. 告知患者术后肢体麻木及颈部疼痛情况会有所好转。

4. 患者两个节段进行手术融合，较一个节段手术出血多，术后引流管可能留置 48 小时。患者术前情绪稳定，血压稳定，手术当天晨起用一小口水送服降压药物。戴颈托由护士负责接入手术室。

（二）ACDF

ACDF 在全身麻醉下顺利进行，然后自气管食管鞘及颈动静脉鞘之间的自然间隙达到椎体前方。去除椎间盘及增生的骨赘，$C_{5\sim6}$ 间隙骨赘较 $C_{4\sim5}$ 骨赘重，使用椎板咬骨钳仔细减压。保护硬膜完整（图 4-1-3），使用自体骨及人工骨放入融合器内置入椎间隙（图 4-1-4），前入路使用钛板固定，固定时仔细处理椎体前方骨赘，方便钛板伏贴置于椎体前方，固定后可使稳定并矫正颈椎序列异常。固定完毕后置入皮下引流管一枚。手术中出血约 80ml，手术麻醉顺利送入 ICU。

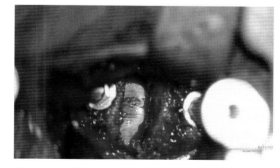

图 4-1-3　摘除 $C_{4\sim5}$ 椎间盘后硬膜保护完整

【颈椎病单元——术后评估及出院指导】

（一）术后评估

术后 1 小时在 ICU 查体：四肢活动好。呛咳好，予以拔除气管插管，声音无嘶哑。观察 30 分钟无憋气及四肢无力的情况后复查 CT 转回普通病房。

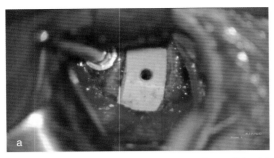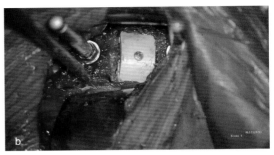

图 4-1-4　a. 椎间融合器置入 $C_{4\sim5}$ 椎间隙；b. 椎间融合器置入 $C_{5\sim6}$ 椎间隙

（二）恢复情况

1. 术后当天即术后 5 小时恢复饮食，患者未诉吞咽不适。监测晨起空腹血糖及三餐后 2 小时血糖。

2. 术后 8 小时在颈托保护下坐起，术后 12 小时将床摇起，无头晕等不适。

3. 术后第 1 天引流液 20ml，拔除引流管，恢复降压药及降糖药应用，嘱在颈托保护下下床锻炼。患者较肥胖，嘱患者戴好颈托，保持敷料干燥，防止汗液浸泡伤口。术后第 1 天给予换药，监测手术切口的愈合情况。

4. 术后第 2 天手术切口无渗液，无肿胀，患者未诉憋气、四肢无力，诉肢体感觉及力量较术前好转。鼓励在床上进行四肢屈伸、抬举及活动关节等练习，以促进肌力恢复。

5. 术后第 3 天给予出院，嘱出院复查及功能锻炼等事项。

6. 术后复查：出院当天复查颈椎 CT 示颈椎曲度恢复正常，置入物位置良好（图 4-1-5），复查颈椎 MRI 示脊髓压迫解除（图 4-1-6）。出院后 3 个月步行来院复查，颈椎 CT 示颈椎曲度恢复，置入物位置良好（图 4-1-7），肩部疼痛及左上肢麻木无力感消失，行走正常。行颈椎 MRI 示硬膜压迫解除，颈椎生理曲度恢复（图 4-1-8）。

（三）出院指导

1. 出院后社区医院隔日换药，保持手术切口干燥，术后 1 周伤口愈合良好。

2. 手术后佩戴颈托 8～12 周，禁止颈部过度活动及外伤。除卧床期间，需要佩戴颈托 24 小时。

3. 出院后加强康复锻炼及功能锻炼。

4. 继续服用原有降压药物及降血糖药物控制血压及血糖。

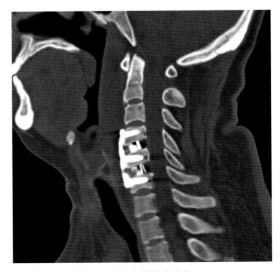

图 4-1-5　术后 CT 示融合器位置良好

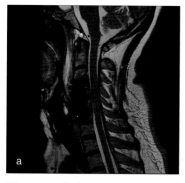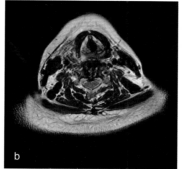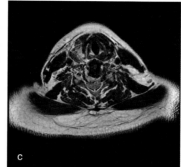

图 4-1-6 术后 MRI 示脊髓压迫解除
a. 矢状位；b.C~4~5~ 轴位；c.C~5~6~ 轴位

【颈椎病单元——术后康复和功能锻炼】

1. 术后 2 周至 6 个月是促进神经功能恢复的重要时期，告知可行运动治疗、物理治疗、药物治疗及高压氧治疗。

2. 术后 12 周后去除颈托就可开始颈部活动的锻炼。练习颈部活动时应该遵循循序渐进的原则，练习颈部前屈、后伸、左右旋转活动，同时进行项背肌肉"抗阻等长收缩"锻炼。

3. 肩关节肌肉及活动度练习，术后出院可开始进行，防止肌肉萎缩、关节僵硬。注意体重管理，减少脊柱的过度负荷。

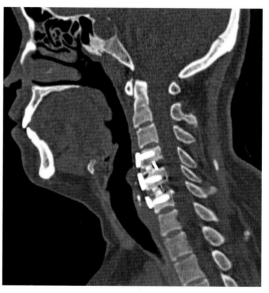

图 4-1-7 术后 3 个月 CT 示内固定物位置良好，颈椎曲度良好

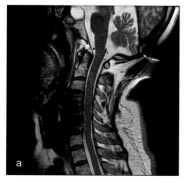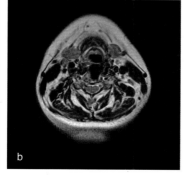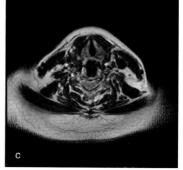

图 4-1-8 术后 3 个月颈 MRI 示硬膜压迫解除，颈椎生理曲度恢复
a. 矢状位；b.C~4~5~ 轴位；c.C~5~6~ 轴位

4. 四肢功能锻炼：加强四肢各个肌群的肌肉力量训练，可行器械抗阻肌力训练。双手可进行精细功能训练，同时训练生活日常动作以早日恢复日常生活能力。

第二节　神经根型颈椎病（$C_{5\sim6}$、$C_{6\sim7}$，左侧 Key-Hole 术）

【病历资料】

1. 病史简介　患者老年女性，65 岁，颈部不适伴左上肢麻木 7 年。

2. 查体　颈软，无抵抗。左上肢远端肌力Ⅳ级，近端肌力Ⅴ级，肌张力正常，其余肢体肌力、肌张力正常。左前臂浅感觉减退，双侧 Hoffmann 征阴性，双侧巴宾斯基征阴性。

3. 辅助检查　颈椎 MRI 示 $C_{5\sim6}$、$C_{6\sim7}$ 椎间盘向左侧椎间孔突出，压迫左侧神经根（图 4-2-1）。颈椎 CT 示颈椎退行性病变，$C_{5\sim6}$、$C_{6\sim7}$ 椎间盘向左侧椎间孔突出并钙化（图 4-2-2）。

4. 术前诊断　神经根型颈椎病、颈椎间盘突出（$C_{5\sim6}$、$C_{6\sim7}$）。

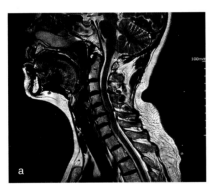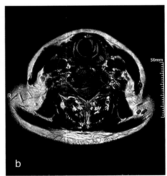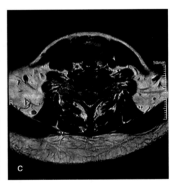

图 4-2-1　术前 MRI 示 $C_{5\sim6}$、$C_{6\sim7}$ 椎间盘向左侧椎间孔突出，压迫左侧神经根
a. 矢状位；b.$C_{5\sim6}$轴位；c.$C_{6\sim7}$轴位

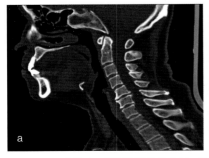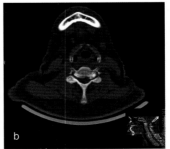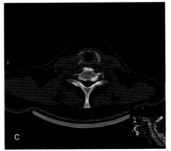

图 4-2-2　术前 CT 示颈椎退行性病变，$C_{5\sim6}$、$C_{6\sim7}$ 椎间盘向左侧椎间孔突出并钙化
a. 矢状位；b.$C_{5\sim6}$轴位；c.$C_{6\sim7}$轴位

经过评估后入组颈椎病单元。

【颈椎病单元——术前评估及宣教】

（一）术前宣教

选取合适大小的颈托并指导呼吸功能训练、咳嗽功能锻炼及侧身起卧动作练习。

（二）术前评估及临床决策

手术前根据病史、症状、体征及影像进行病例讨论，患者诊断为神经根型颈椎病，左侧 $C_{5\sim6}$ 及 $C_{6\sim7}$ 神经根受压。左上肢麻木无力等神经症状考虑与神经根被压迫相关。手术需要在减压充分的同时维持脊柱稳定性，采取创伤较小的手术方式达到减压目的即可，因此手术方式决定为颈后入路 $C_{5\sim6}$、$C_{6\sim7}$，左侧 Key-Hole 术。

（三）术前准备

预估手术时间为 3 小时，出血量约 200ml，给予手术中备血 1 个单位。评估感染风险，选用第二代头孢类抗生素头孢呋辛预防感染，术中使用皮质醇激素甲泼尼龙减轻水肿。手术前一天进行手术区域（枕颈部）备皮，需剃头。抗生素皮试，抽血做手术配血，护士告知禁食、禁水时间及需要准备哪些手术后护理用物。

【颈椎病单元——手术评估及实施】

（一）手术评估

患者神经根型颈椎病，手术方案拟订为颈后入路左侧 Key-Hole 术，向患者家属及患者交代手术方式及风险。包括：①术中出血，感染，脊髓及神经损伤，四肢感觉运动障碍等，椎动脉损伤、大出血可能改变手术方式；②告知患者手术后需要在 ICU 拔管及麻醉复苏约 2 小时，拔管后会拍摄 CT 转回普通病房；③告知患者术后肢体麻木及颈部疼痛情况会有所好转；④术后可能出现脑脊液漏，可能需要腰大池置管引流；⑤手术时间短，出血量少，住院时间也较短。患者术前情绪稳定，戴颈托由护士负责接入手术室。

（二）左侧 Key-Hole 术

左侧 Key-Hole 术在全身麻醉下顺利进行，仅仅剥离左侧椎旁肌肉，使用超声骨刀在椎板及关节突交界处磨出直径约 2cm 的锁孔减压窗（Key-Hole），显露 $C_{5\sim6}$ 及 $C_{6\sim7}$ 左侧椎间孔，超声骨刀磨除增生骨质，神经根保护完好（图 4-2-3），神经根外铺免缝合人工硬膜，预防脑脊液漏。手术中出血约 200ml，手术麻醉顺利送入 ICU。

【颈椎病单元——术后评估及出院指导】

（一）术后评估

术后 1 小时在 ICU 查体：四肢活动好，呛咳有力，予以拔除气管插管。观察 30 分钟无四肢无力及麻木的情况后转回普通病房。

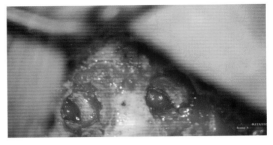

图 4-2-3　左侧 $C_{5\sim6}$、$C_{6\sim7}$ 充分减压

（二）恢复情况

1. 术后当天即术后 5 小时后恢复饮食，患者未诉不适。

2. 术后 8 小时在颈托保护下坐起，术后 12 小时将床摇起，无头晕等不适。

3. 术后第 1 天嘱在颈托保护下下床锻炼。患者年龄大，下床需要人搀扶防止跌倒。

4. 术后第 2 天手术切口无渗液，无肿胀，患者未诉四肢无力，诉肢体感觉及力量较术前好转。鼓励在床上进行四肢屈伸、抬举四肢及活动关节等练习，以促进肌力恢复。术后切口疼痛，尽可能避免使用非甾体类镇痛药物，防止出现消化道溃疡。

5. 术后第 3 天，无发热，可自主下床活动，准予出院。嘱出院复查及功能锻炼等事项。

6. 术后复查：出院当天门诊复查颈椎 CT 示 $C_{5\sim6}$ 及 $C_{6\sim7}$ 左侧椎间孔充分减压（图 4-2-4），三维 CT 可见减压充分，侧块保持完好（图 4-2-5）。

（三）出院指导

1. 出院后社区医院隔日换药，术后 8 天伤口愈合良好拆线。

2. 手术后佩戴颈托 4 周，禁止颈部过度活动及外伤。除卧床期间，需要佩戴颈托 24 小时。

3. 出院后加强康复锻炼及功能锻炼。

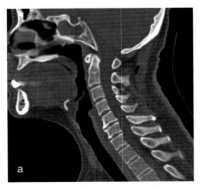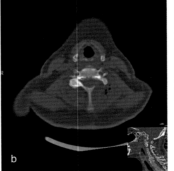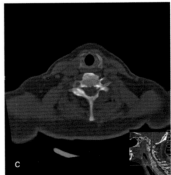

图 4-2-4　术后复查 CT 示左侧 $C_{5\sim6}$、$C_{6\sim7}$ 充分减压
a. 矢状位；b.$C_{5\sim6}$ 轴位；c.$C_{6\sim7}$ 轴位

【颈椎病单元——术后康复和功能锻炼】

1. 术后 2 周至 6 个月是促进神经功能恢复的重要时期，告知可行运动治疗、物理治疗、药物治疗及高压氧治疗。

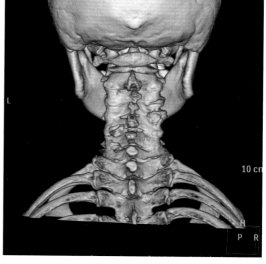

图 4-2-5　术后复查三维 CT 示减压充分，侧块保持完好

2. 术后 4 周后去除颈托就可开始颈部活动的锻炼。颈椎后入路手术对肌肉影响较大，需要至少 4 周修复，因此颈部活动练习时应该遵循循序渐进的原则，练习颈部前屈、后伸、左右旋转活动，同时进行项背肌肉"抗阻等长收缩"锻炼。

3. 肩关节肌肉及活动度练习，术后出院可开始进行，防止肌肉萎缩、关节僵硬。注意卧床护理，防止血栓形成。

4. 四肢功能锻炼：加强四肢各个肌群的肌肉力量训练，可行器械抗阻肌力训练。双手可进行精细功能训练，同时训练生活日常动作以早日恢复日常生活能力。

第三节　颈椎管狭窄（颈后入路椎板切除＋植骨融合术）

【病历资料】

1. 病史简介　患者老年男性，80 岁，双上肢疼痛 20 年，加重伴双下肢无力 4 年。

2. 查体　四肢肌力肌张力正常，左小腿温度觉减退，双上肢腱反射未引出，双下肢腱反射正常，病理反射未引出。两侧指鼻试验可，左下肢跟膝胫试验欠稳准，闭目难立征阳性。

3. 辅助检查　颈椎 MRI 示颈椎退行性改变，多节段椎间盘突出，黄韧带肥厚，压迫硬膜囊，局部椎管狭窄（图 4-3-1）。术前 CT 示颈椎反弓，颈椎管狭窄（图 4-3-2）。

4. 术前诊断　颈椎管狭窄、颈椎间盘突出。

经过评估后入组颈椎病单元。

【颈椎病单元——术前评估及宣教】

（一）术前宣教

戒烟，选取合适大小的颈托并指导呼吸功能训练、咳嗽功能锻炼及侧身起卧动作练习。

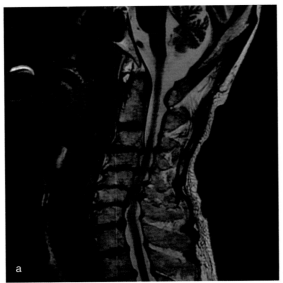
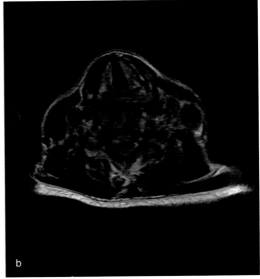

图 4-3-1　术前 MRI 示颈椎退行性改变，多节段椎间盘突出，黄韧带肥厚，压迫硬膜囊，局部椎管狭窄
a. 矢状位；b. 轴位

（二）术前评估及临床决策

手术前根据病史、症状、体征及影像进行病例讨论，患者诊断为颈椎管狭窄，多节段颈椎间盘突出。双上肢疼痛及左下肢痛温觉减退等神经症状，考虑与颈椎管狭窄所致脊髓受压相关。手术需要在减压充分的同时维持脊柱稳定性，因此手术方式决定为颈后入路椎板切除＋植骨融合术。

（三）术前准备

预估手术时间为 3 小时，出血量约 300ml，给予手术中备血 2 个单位。评估感染风险，选用第二代头孢类抗生素头孢呋辛预防感染，术中使用皮质醇激素甲泼尼龙减轻水肿。手术前一天进行手术区域

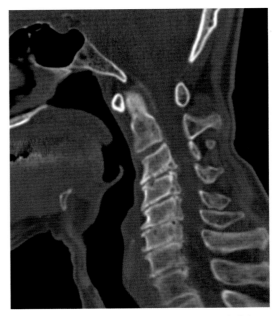

图 4-3-2　术前矢状位 CT 示颈椎反弓，颈椎管狭窄

（枕颈部）备皮，需剃头。抗生素皮试，抽血做手术配血，护士告知禁食、禁水时间及需要准备哪些手术后护理用物。

【颈椎病单元——手术评估及实施】

（一）手术评估

患者颈椎管狭窄，手术方案拟订为颈后入路椎板切除 + 植骨融合术，向患者家属及患者交代手术方式及风险。包括：①心脑血管意外，术中出血、感染、椎动脉损伤、大出血可能改变手术方式，脊髓及神经损伤，内固定移位植骨融合失败，四肢感觉运动障碍等；②告知患者手术后需要在 ICU 拔管及麻醉复苏约 2 小时，拔管后会拍摄 CT 转回普通病房；③告知患者术后肢体麻木及颈部疼痛情况会有所好转；④患者高龄、有吸烟史，术后嘱复查颈椎 CT 同时行胸部 CT 及下肢血管超声；⑤患者为后入路手术且创面比较大，出血较多，术中注意血压控制及注意止血，术中、术后监测血红蛋白的变化。患者术前情绪稳定，戴颈托由护士负责接入手术室。

（二）颈后入路椎板切除 + 植骨融合术

后入路手术在全身麻醉下顺利进行，暴露 $C_{3\sim6}$ 两侧侧块，然后分别在 $C_{3\sim6}$ 两侧侧块置万向螺钉各 1 枚，共 8 枚，咬除 $C_{3\sim6}$ 棘突，磨钻磨开椎板，整块掀开椎板，分别行两侧椎间孔减压，塑形两侧连接杆，各间隙撑开后用顶丝固定，磨钻磨侧块关节表面皮质制作植骨床，植骨床上广泛植自体颗粒骨，放置引流管 1 根。手术中出血约 300ml，手术麻醉顺利送入 ICU。

【颈椎病单元——术后评估及出院指导】

（一）术后评估

术后 2 小时在 ICU 查体：四肢活动好，呛咳有力，予以拔除气管插管。观察 30 分钟无四肢无力的情况后转回普通病房。

（二）恢复情况

1. 术后 6 小时后可饮水，12 小时后恢复饮食，患者未诉不适。

2. 术后 12 小时将床摇起，术后 24 小时在颈托保护下坐起，无头晕等不适。术后 24 小时后使用低分子肝素钙预防血栓。

3. 术后第 1 天引流约 120ml，嘱在颈托保护下下床锻炼。目前引流管未拔除，谨防引流管脱出。

4. 术后第 2 天引流约 70ml，手术切口无渗液，无肿胀，患者未诉四肢无力，诉肢体感觉及力量较术前好转。鼓励在床上进行四肢屈伸、抬举四肢及活动关节等练习，以促进肌力恢复。患者创面较大，疼痛可以给予镇痛药物对症治疗。

第 4 章 典型病例

5. 术后第 3 天引流约 30ml，予以拔除引流管。

6. 术后第 4 天准予出院。嘱出院复查及功能锻炼等事项。

7. 术后复查：出院当天门诊复查颈椎 CT 示 $C_{3\sim6}$ 去椎板减压充分，内固定位置良好，确实稳固（图 4-3-3）。出院后 3 个月步行来院复查，颈椎三维 CT 示内固定物位置良好（图 4-3-4），肩部疼痛及左上肢麻木无力感消失，行走正常。行颈椎 MRI 示去椎板减压 +$C_{3\sim6}$ 内固定术术后状态，脊髓压迫解除（图 4-3-5）。

（三）出院指导

1. 出院后社区医院隔日换药，术后 9 天伤口愈合良好拆线。

2. 手术后佩戴颈托 8 ~ 12 周，禁止颈部过度活动及外伤。除卧床期间，需要佩戴颈托 24 小时。

3. 出院后加强康复锻炼及功能锻炼。

4. 戒烟，忌辛辣刺激饮食，注意膳食均衡，保证每日蛋白质摄入。

【颈椎病单元——术后康复和功能锻炼】

1. 术后 2 周至 6 个月是促进神经功能恢复的重要时期，可行运动治疗、物理治疗、药物治疗及高压氧治疗。注意补钙及预防骨质疏松，避免康复时出现骨折。

2. 患者因高龄，固定及需要融合的节段较多，为了更好地促进骨融合，12 周内严格佩戴颈托，待 12 周复查颈椎 CT 后视融合情况去除颈托开始颈部活动的锻炼。练习颈部活动时应该遵循循序渐进的原则，练习颈部前屈、后伸、左右旋转活动，同时进行项背肌肉"抗阻等长收缩"锻炼。

3. 肩关节肌肉及活动度练习，术后出院可开始进行，防止肌肉萎缩、关节僵硬。

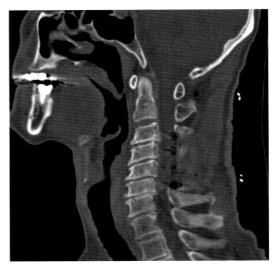

图 4-3-3　术后 CT 示 $C_{3\sim6}$ 椎板切除 + 植骨融合术术后状态

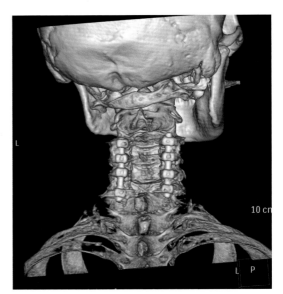

图 4-3-4　术后三维 CT 示内固定物位置良好

4. 四肢功能锻炼：加强四肢各个肌群的肌肉力量训练，可行器械抗阻肌力训练，切忌搬重物。双手可进行精细功能训练,同时训练生活日常动作以早日恢复日常生活能力。

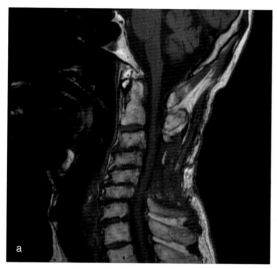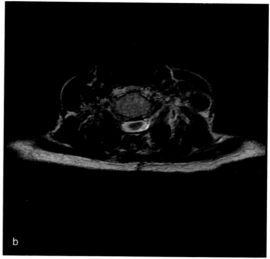

图 4-3-5　脊髓压迫解除
a. 矢状位；b. 轴位

第四节　后纵韧带骨化（C₅、C₆，ACCF）

【病历资料】

1. 病史简介　患者老年女性，64 岁，左上肢麻木 3 年，左下肢麻木 1 年。

2. 查体　四肢肌力 V 级，左侧大小鱼际有萎缩，左上肢腱反射活跃，左上肢及左下肢痛温感觉减退，深感觉及皮层感觉正常，双侧 Hoffman 征阳性，肌张力正常，双侧巴宾斯基征阴性。

3. 辅助检查　颈椎 CT 示后纵韧带骨化,颈椎退行性改变,局部椎管狭窄（图 4-4-1）。

4. 术前诊断　后纵韧带骨化、颈椎管狭窄、高血压、糖尿病。

经过评估后入组颈椎病单元。

【颈椎病单元——术前评估及宣教】

（一）术前宣教

术前继续使用原有降压药物并维持原用量，术前继续使用原有降糖药直至术前 1 天晚。选取合适大小的颈托并指导手术前气管推移训练、呼吸功能训练、咳嗽功能锻炼及侧身起卧动作练习。

第 4 章　典型病例

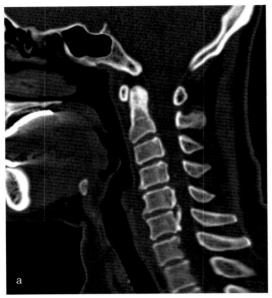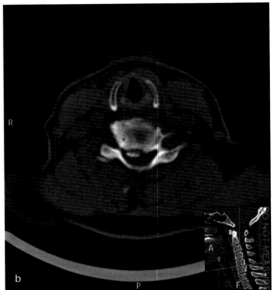

图 4-4-1 术前 CT 示后纵韧带骨化，局部椎管狭窄
a. 矢状位；b. 轴位

（二）术前评估及临床决策

手术前根据病史、症状、体征及影像进行病例讨论，患者诊断为后纵韧带骨化。左侧肢体麻木及左上肢腱反射亢进等神经症状，考虑与后纵韧带骨化引起颈椎管狭窄，导致脊髓受压相关。手术需要在减压充分的同时维持脊柱稳定性，C_5、C_6 椎体后方均可见骨化的后纵韧带，因此手术方式决定为颈前入路 C_5、C_6 椎体次全切除 + 椎体间融合术。

（三）术前准备

预估手术时间为 3 小时，出血量约 400ml，给予手术中备血 2 个单位。评估感染风险，选用第二代头孢类抗生素头孢呋辛预防感染，术中使用皮质醇激素甲泼尼龙减轻水肿。手术前一天进行手术区域（颈部）备皮。抗生素皮试，抽血做手术配血，护士告知禁食、禁水时间及需要准备哪些手术后护理用物。

【颈椎病单元——手术评估及实施】

（一）手术评估

患者后纵韧带骨化，手术方案拟订为颈前入路椎体次全切除 + 椎体间融合术，向患者家属及患者交代手术方式及风险。包括：①吞咽困难，损伤食管、气管等周围的结构，术中出血，脊髓及神经损伤，血肿压迫呼吸困难，内固定移位植骨融合失败，术后高血压难以控制，术后手术切口感染等。手术内部创面较大，可能出现术后血肿及因高血糖引起的伤口延迟愈合。②术中注意需将韧带骨化完全切除，保证减压充分，但术中可能遇到骨化的韧带与硬膜粘连的情况，容易发生硬膜破裂，因此需小心操作，防止脑脊液漏。③告知患者手术后需要在 ICU 拔管及麻醉复苏约 2 小时，拔管后会拍摄 CT 转回普通病房。④告知患者术后肢体麻木及情况会有所好转。患者术前情绪稳定，戴颈托由护士负责接入手术室。

（二）ACCF

ACCF 在全身麻醉下顺利进行，然后自气管食管鞘及颈动静脉鞘之间的自然间隙达到 C_5、C_6 椎体前方，显微镜下咬除 C_5、C_6 大部分椎体。术中可见骨化韧带压迫硬膜较重，使用超声骨刀打薄钙化的韧带，使用椎板咬骨钳小心去除骨化的后纵韧带，去除椎间盘及增生的骨赘，使用人工椎体置入间隙（图 4-4-2），前方使用

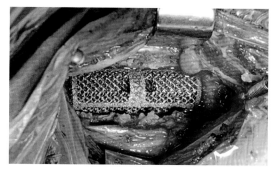

图 4-4-2 术中减压后置入人工椎体

钛板固定。固定完毕后置入皮下引流管一枚，手术中出血约 400ml，手术麻醉顺利送入 ICU。

【颈椎病单元——术后评估及出院指导】

（一）术后评估

术后 2 小时在 ICU 查体：四肢活动好，呛咳好，引流量 10ml，予以拔除气管插管。观察 30 分钟无憋气及四肢无力的情况后转回普通病房。

（二）恢复情况

1. 术后当天即术后 6 小时后恢复饮食，患者未诉不适。

2. 术后 6 小时在颈托保护下将床摇起，术后 12 小时在颈托保护下坐起，无头晕等不适。

3. 术后第 1 天引流约 100ml，嘱在颈托保护下下床锻炼。术后行下肢血管超声。

4. 术后第 2 天手术切口无渗液，无肿胀，引流约 60ml，患者未诉四肢无力，诉肢体感觉较术前好转。鼓励在床上进行四肢屈伸、抬举四肢及活动关节等练习，以促进肌力恢复。

5. 术后第 3 天引流量 10ml，行颈部超声检查确认没有积液后予以拔除引流管。随后监测患者颈部创面是否肿胀及患者是否存在憋气的情况，谨防脑脊液漏，积液压迫气

道引起窒息。

6. 术后第 4 天准予出院，嘱出院复查及功能锻炼等事项。

7. 术后复查：出院当天复查颈椎 CT 及三维重建示人工椎体及钛板位置良好，骨化的后纵韧带完全去除（图 4-4-3，图 4-4-4）。

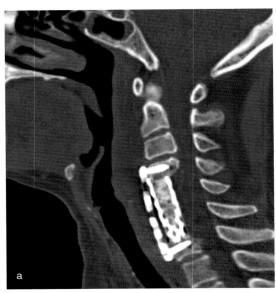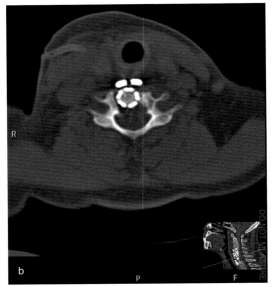

图 4-4-3　颈椎 CT 示人工椎体及钛板位置良好，椎管减压充分
a. 矢状位；b. 轴位

（三）出院指导

1. 出院后社区医院隔日换药，保持手术切口干燥，术后 1 周伤口愈合良好。

2. 手术后佩戴颈托 8 ～ 12 周，禁止颈部过度活动及外伤。除卧床期间，需要佩戴颈托 24 小时。

3. 出院后加强康复锻炼及功能锻炼。

4. 继续原有降压药控制血压，继续原有降糖药控制血糖。

5. 注意膳食均衡，保证每日蛋白质摄入。

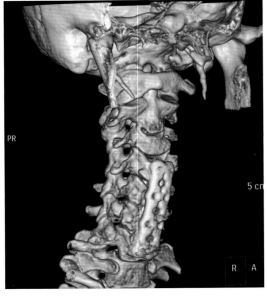

图 4-4-4　颈椎 CT 三维重建

【颈椎病单元——术后康复和功能锻炼】

1. 术后 2 周至 6 个月是促进神经功能恢复的重要时期,告知可行运动治疗、物理治疗、药物治疗及高压氧治疗。

2. 患者高龄且有基础病,手术融合节段较长,内置物塌陷、断钉等风险大,颈托需长时间固定。术后 12 周复查颈椎 CT 确认足够稳定后去除颈托就可开始颈部活动的锻炼。练习颈部活动时应该遵循循序渐进的原则,练习颈部前屈、后伸、左右旋转活动,同时进行项背肌肉"抗阻等长收缩"锻炼。

3. 肩关节肌肉及活动度练习,术后出院可开始进行,防止肌肉萎缩、关节僵硬。

4. 四肢功能锻炼:加强四肢各个肌群的肌肉力量训练,可行器械抗阻肌力训练,切忌搬重物。双手可进行精细功能训练,同时训练生活日常动作以早日恢复日常生活能力。逐步增加运动量,有助于控制血糖。

第五节　脊髓型颈椎病（$C_{5\sim6}$，DCI 手术）

【病历资料】

1. 病史简介　患者老年女性,60 岁,双上肢麻木 6 个月,加重伴双下肢麻木、无力 1 个月。

2. 查体　神清,四肢活动正常,肌力正常,右上肢及右下肢肌张力增高,右侧肢体腱反射活跃。双手及双足浅感觉减退。双 Hoffmann 征阳性,双侧巴宾斯基征阳性

3. 辅助检查　颈椎 MRI 示颈椎曲度变直,$C_{5\sim6}$ 椎间盘突出,向右后方压迫脊髓,脊髓受压缺血（图 4-5-1）。颈椎 CT 示颈椎曲度变直,$C_{5\sim6}$ 椎间盘突出,骨赘形成（图 4-5-2）。

4. 术前诊断　脊髓型颈椎病、颈椎间盘突出（$C_{5\sim6}$）经过评估后入组颈椎病单元。

【颈椎病单元——术前评估及宣教】

（一）术前宣教

选取合适大小的颈托并指导手术前气管推移训练、呼吸功能训练、咳嗽功能锻炼及侧身起卧动作练习。

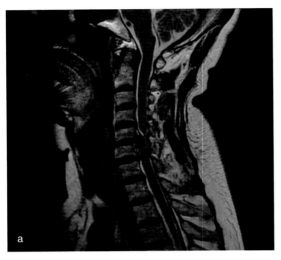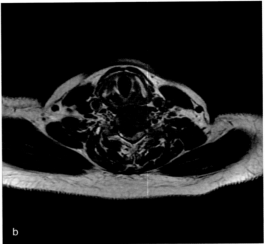

图 4-5-1　颈椎 MRI 示 C$_{5\sim6}$ 椎间盘突出，后方脊髓受压缺血
a. 矢状位；b. 轴位

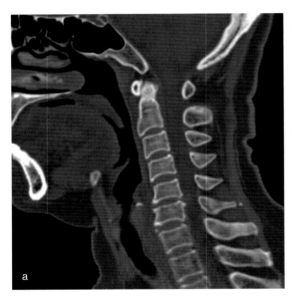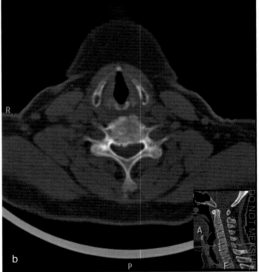

图 4-5-2　颈椎 CT 示颈椎变直，C$_{5\sim6}$ 椎间盘突出，骨赘形成
a. 矢状位；b. 轴位

（二）术前评估及临床决策

手术前根据病史、症状、体征及影像进行病例讨论，患者诊断为脊髓型颈椎病，脊髓受压缺血变性。双上肢麻木及肌张力高等神经症状考虑与前方压迫脊髓相关。手术需要在减压充分的同时维持颈椎活动度，患者较年轻，对颈部活动度保留要求比较高，因此手术方式决定为颈前入路椎间盘切除 + 颈椎动态稳定器（dynamic cervical implant，DCI）置入术，以下简称 DCI 手术。

（三）术前准备

预估手术时间为 2 小时，出血量约 100ml，给予手术中备血 1 个单位。评估感染风险，选用第二代头孢类抗生素头孢呋辛预防感染，术中使用皮质醇激素甲泼尼龙减轻水肿。手术前一天进行手术区域（颈部）备皮，做抗生素皮试，抽血做手术配血，护士告知禁食、禁水时间及需要准备哪些手术后护理用物。

【颈椎病单元——手术评估及实施】

（一）手术评估

患者诊断脊髓型颈椎病，手术方案拟订为颈前入路椎间盘切除 +DCI 置入术。手术前向患者家属及患者交代手术方式及风险。颈前入路常见手术风险包括：①吞咽困难，损伤食管、气管等周围的结构，术中出血，感染，脊髓及神经损伤，术后血肿压迫呼吸困难，内固定移位或断裂需二次手术等。②告知患者手术中出血约 20ml，手术后需要在 ICU 拔管及麻醉复苏约 2 小时，拔管后会拍摄 CT 转回普通病房。③告知患者术后肢体麻木及颈部疼痛情况会有所好转。④患者单节段手术，出血少，手术时间短，术后颈部活动度很大程度得以保留，住院时间及颈托固定时间都较短。患者术前情绪稳定，戴颈托由护士负责接入手术室。

（二）DCI 手术

DCI 手术在全身麻醉下顺利进行，通过气管食管鞘及颈内动静脉鞘之间的自然间隙达到椎体前方。去除椎间盘及增生的骨赘，突出椎间盘偏右侧，椎间隙内使用椎板咬骨钳仔细减压右侧椎间孔，减压充分后处理终板软骨，不能破坏过多骨皮质，防止内置物置入骨松质引起内置物塌陷。选取尺寸合适的 DCI 置入椎间隙。固定完毕后置入皮下引流管一枚。手术中出血约 50ml，手术麻醉顺利送入 ICU。

【颈椎病单元——术后评估及出院指导】

（一）术后评估

术后 1 小时在 ICU 查体：四肢活动好。声音无嘶哑，呛咳好，予以拔除气管插管。观察 30 分钟无憋气及四肢无力的情况后转回普通病房。

（二）恢复情况

1. 术后 5 小时后恢复饮食，患者未诉吞咽不适。
2. 术后 8 小时在颈托保护下坐起，术后 12 小时将床摇起，无头晕等不适。

3．术后第 1 天引流液 20ml，给予拔除引流管，嘱在颈托的保护下下床锻炼。

4．术后第 2 天手术切口无渗液，无肿胀，患者未诉憋气、四肢无力，诉肢体感觉及力量较术前好转。鼓励在床上进行四肢屈伸、抬举四肢及活动关节等练习，以促进肌力恢复。

5．术后第 3 天准予出院，嘱出院复查及功能锻炼等事项。

6．术后复查：出院复查颈椎 CT 示置入物 DCI 位置良好（图 4-5-3），复查颈椎 MRI 示脊髓压迫解除（图 4-5-4）。术后 3 个月步行来我院复查肢体麻木无力感觉消失，行走正常。复查 MRI 示脊髓压迫解除，颈椎曲度良好，内固定物位置好，无移位，相邻节段未见明确退变、压迫（图 4-5-5）。

（三）出院指导

1．出院后社区医院隔日换药，保持手术切口干燥，术后 1 周伤口愈合良好。

2．手术后佩戴颈托 6 ～ 8 周，禁止颈部过度活动及外伤。除卧床期间，需要 24 小时佩戴颈托。

3．出院后加强康复锻炼及功能锻炼。加强膳食营养，保证每日蛋白质摄入。

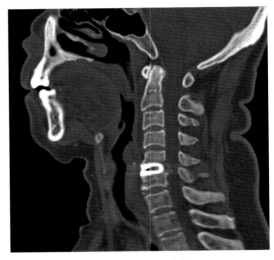

图 4-5-3 颈椎 CT 示置入物位置良好

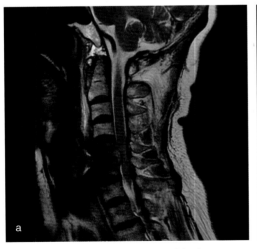

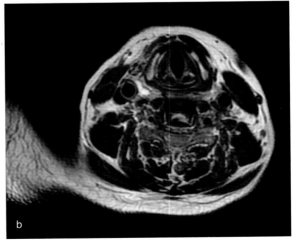

图 4-5-4 术后复查 MRI 示脊髓压迫解除
a. 矢状位；b. 轴位

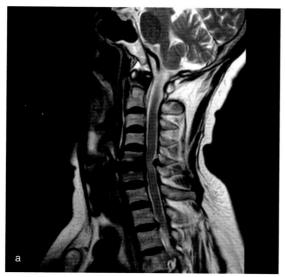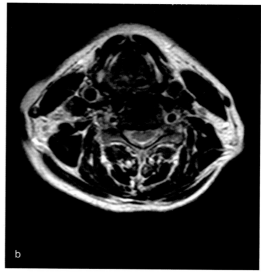

图 4-5-5　术后 3 个月颈椎 MRI 示颈椎曲度良好，脊髓压迫解除
a. 矢状位；b. 轴位

【颈椎病单元——术后康复和功能锻炼】

1. 术后 2 周至 6 个月根据神经功能恢复情况使用物理治疗、药物治疗及高压氧等治疗。

2. 术后 6 ～ 8 周后去除颈托就可开始颈部活动的锻炼。练习颈部活动时应该遵循循序渐进的原则，练习颈部前屈、后伸、左右旋转活动，同时进行项背肌肉"抗阻等长收缩"锻炼。

3. 肩关节肌肉及活动度练习，术后出院可开始进行，防止肌肉萎缩、关节僵硬。

4. 四肢功能锻炼：加强四肢各个肌群的肌肉力量训练，可行器械抗阻肌力训练。双手可进行精细功能训练，同时训练生活日常动作以早日恢复日常生活能力。

第六节　颈椎管狭窄（颈后入路椎管扩大成形术）

【病历资料】

1. 病史简介　患者中老年男性，59 岁，颈肩部疼痛伴左上肢无力 3 个月，左下肢麻木 1 个月。

2. 查体　神清，颈软，左上肢肌力 IV 级，左手大鱼际肌萎缩，左侧桡骨膜反射及肱三头肌反射活跃，左侧 Hoffman 征阳性，全身肢体浅感觉、深感觉及复合感觉未见明显异常，右上肢及双下肢肌力肌张力正常，双侧巴宾斯基征阴性。

3. 辅助检查　颈椎 MRI 示颈椎多节段椎间盘突出，压迫左侧硬膜囊，继发颈椎管狭窄，颈椎退行性改变（图 4-6-1）。颈椎 CT 示颈椎曲度变直，颈椎管狭窄（图 4-6-2）。

4. 术前诊断　颈椎病、颈椎间盘突出、颈椎管狭窄、乙型病毒性肝炎携带者。

经过评估后入组颈椎病单元。

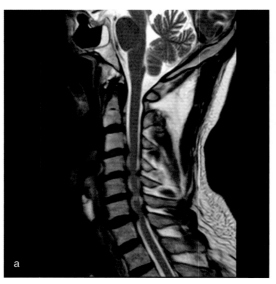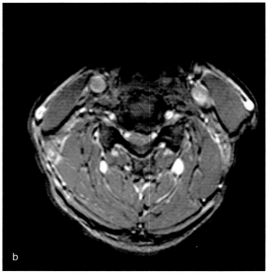

图 4-6-1　术前颈椎 MRI 示颈椎多节段椎间盘突出，压迫左侧硬膜囊，继发颈椎管狭窄
a. 矢状位；b. 轴位

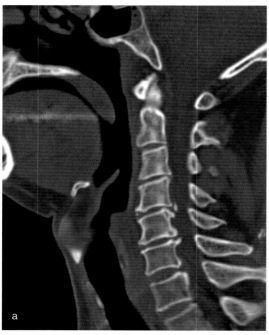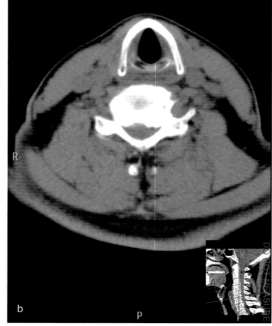

图 4-6-2　术前颈椎 CT 示颈椎管狭窄
a. 矢状位；b. 轴位

【颈椎病单元——术前评估及宣教】

（一）术前宣教

肝功能控制在正常范围，选取合适大小的颈托并指导呼吸功能训练、咳嗽功能锻炼及侧身起卧动作练习。

（二）术前评估及临床决策

手术前根据病史、症状、体征及影像进行病例讨论，患者诊断为颈椎病、颈椎间盘突出、颈椎管狭窄，左侧 $C_{3\sim7}$ 椎间盘突出压迫硬膜囊。左上肢麻木无力及肌肉萎缩等神经症状考虑与脊髓被压迫相关。手术需要在充分减压的同时维持脊柱稳定性，因此手术方式决定为颈后入路椎管扩大成形术。

（三）术前准备

预估手术时间为 3 小时，出血量约 400ml，给予手术中备血 2 个单位。评估感染风险，选用第二代头孢类抗生素头孢呋辛预防感染，术中使用皮质醇激素甲泼尼龙减轻水肿。手术前一天进行手术区域（枕颈部）备皮，需剃头。抗生素皮试，抽血做手术配血，护士告知禁食、禁水时间及需要准备哪些手术后护理用物。

【颈椎病单元——手术评估及实施】

（一）手术评估

患者颈椎病、颈椎间盘突出继发椎管狭窄，手术方案拟订为颈后入路椎管扩大成形术，向患者家属及患者交代手术方式及风险。包括：①手术及麻醉可能诱发肝功能异常甚至肝衰竭，凝血功能术后可能出现异常，术中术后出血，感染，椎动脉损伤大出血可能改变手术方式，脊髓及神经损伤，连接板松动、断裂，门轴侧断裂可能需要固定，开门侧可能关闭需要再次手术治疗，四肢感觉运动障碍等。②告知患者手术后需要在 ICU 拔管及麻醉复苏约 3 小时，拔管后会拍摄 CT 转回普通病房。③告知患者术后肢体麻木及颈部疼痛情况会有所好转。④术中、术后避免使用经肝代谢的药物。患者术前情绪稳定，戴颈托由护士负责接入手术室。

（二）颈后入路椎管扩大成形术

后入路手术在全身麻醉下顺利进行，显露 $C_{3\sim6}$ 棘突及两侧椎板，磨除右侧椎板外板，磨除左侧椎板内板及外板并向右翘起，硬膜膨隆保护完好，连接板固定左侧椎板及左侧侧块，右侧磨除外板处植自体骨。手术中出血约 500ml，自体血回输 200ml，放置引流管 1 根，手术麻醉顺利送入 ICU。

【颈椎病单元——术后评估及出院指导】

（一）术后评估

术后 2 小时在 ICU 查体：四肢活动好，呛咳有力，予以拔除气管插管。观察 30 分钟无四肢无力及麻木的情况后转回普通病房。

（二）恢复情况

1．术后 5 小时后可饮水，8 小时后恢复饮食，患者未诉不适。

2．术后 12 小时在颈托保护下坐起，术后 24 小时将床摇起，无头晕等不适。

3．术后第 1 天引流量约 100ml，嘱在颈托保护下下床锻炼。手术创面大，如出现切口疼痛可给予镇痛治疗。

4．术后第 2 天引流量 40ml，手术切口无渗液，无肿胀，拔除引流管，患者未诉四肢无力，诉肢体感觉及力量较术前好转。鼓励在床上进行四肢屈伸、抬举四肢及活动关节等练习，以促进肌力恢复。

5．术后第 5 天准予出院，嘱出院复查及功能锻炼等事项。

6．术后复查：出院当天门诊复查颈椎 CT 示颈椎生理曲度良好，椎管充分扩大（图 4-6-3），三维重建示钛连接片位置良好（图 4-6-4）。复查 MRI 示脊髓后方压迫解除（图 4-6-5）。

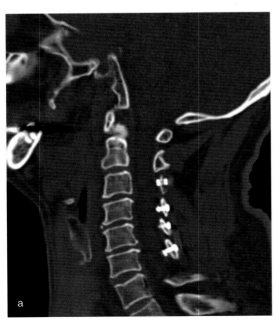
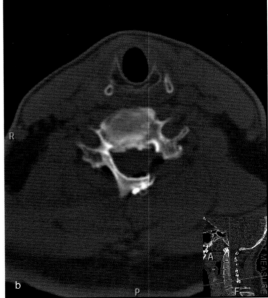

图 4-6-3 术后颈椎 CT 示颈椎生理曲度良好，椎管充分扩大
a. 矢状位；b. 轴位

（三）出院指导

1. 出院后社区医院隔日换药，保持切口干燥，术后 9 天伤口愈合良好拆线。

2. 手术后佩戴颈托 10 ～ 12 周，其中，术后 4 周之内必须佩戴颈托，术后 4 ～ 12 周出门、乘车时需要佩戴颈托，保护颈椎，以防万一。

3. 出院后加强康复锻炼及功能锻炼。

【颈椎病单元——术后康复和功能锻炼】

1. 术后 2 周至 6 个月是促进神经功能恢复的重要时期，告知可行运动治疗、物理治疗、药物治疗及高压氧治疗。

2. 手术对颈后肌肉及韧带破坏范围大，在软组织初步恢复前禁止颈部肌肉过度收缩。术后 12 周后去除颈托就可开始颈部活动的锻炼。练习颈部活动时应该遵循循序渐进的原则，可进行颈部保健操锻炼，同时进行项背肌肉"抗阻等长收缩"锻炼。

3. 肩关节肌肉及活动度练习，术后出院可开始进行，防止肌肉萎缩、关节僵硬。

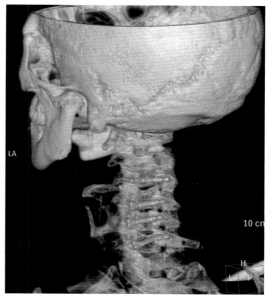

图 4-6-4 术后三维重建示钛连接片位置良好

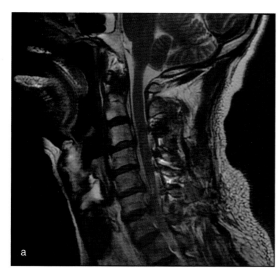
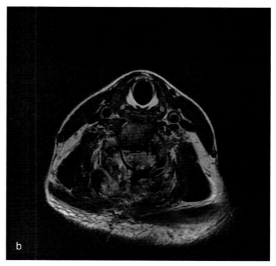

图 4-6-5 术后颈椎 MRI 示脊髓后方压迫解除
a. 矢状位；b. 轴位

4. 四肢功能锻炼：加强四肢各个肌群的肌肉力量训练，可行器械抗阻肌力训练。双手可进行精细功能训练，同时训练生活日常动作以早日恢复日常生活能力。

第七节　脊髓型颈椎病（C$_{3\sim6}$，颈前入路杂交手术）

【病历资料】

1. 病史简介　患者中年男性，46 岁，颈部疼痛 8 年余，加重伴左上肢麻木 4 年。

2. 查体　神清，颈软，四肢活动正常，肌力及肌张力正常。双上肢近端及双手指尖浅感觉减退。双膝踝反射正常，双侧巴宾斯基征阴性。

3. 辅助检查　颈椎 MRI 提示 C$_{3\sim6}$ 椎间盘突出，C$_{4\sim5}$ 后方脊髓受压缺血（图 4-7-1），颈椎 CT 提示颈椎曲度变直（图 4-7-2）。

4. 术前诊断　脊髓型颈椎病、颈椎间盘突出（C$_{3\sim4}$、C$_{4\sim5}$、C$_{5\sim6}$）。

经过评估后入组颈椎病单元。

【颈椎病单元——术前评估及宣教】

（一）术前宣教

选取合适大小的颈托并指导手术前气管推移训练、呼吸功能训练、咳嗽功能锻炼及侧身起卧动作练习。

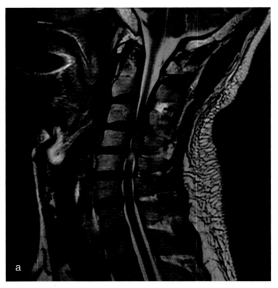
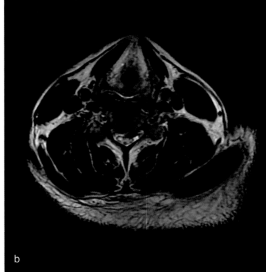

图 4-7-1　颈椎 MRI 示 C$_{3\sim6}$ 椎间盘突出，C$_{4\sim5}$ 后方脊髓受压缺血
a. 矢状位；b. 轴位

（二）术前评估及临床决策

手术前根据病史、症状、体征及影像进行病例讨论，患者诊断为脊髓型颈椎病，脊髓受压缺血变性。颈部疼痛及左上肢麻木等神经症状考虑与压迫脊髓相关。手术需要在减压充分的同时保留部分颈椎活动度，需处理 3 个节段，因此手术方式决定为颈前入路椎间盘切除 + DCI 置入术 + 椎体间融合术（杂交手术）。杂交手术可以避免过长的融合节段愈合不良，并避免了邻椎退变。

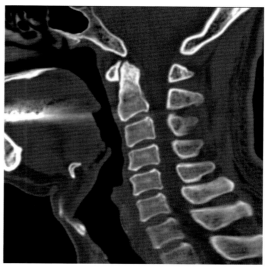

图 4-7-2　颈椎 CT 示颈椎曲度变直

（三）术前准备

预估手术时间为 3 小时，出血量约 400ml，给予手术中备血 2 个单位。评估感染风险，选用第二代头孢类抗生素头孢呋辛预防感染，术中使用皮质醇激素甲泼尼龙减轻脊髓水肿。手术前一天进行手术区域（颈部）备皮，抗生素皮试，抽血做手术配血，护士告知禁食、禁水时间及需要准备哪些手术后护理用物。

【颈椎病单元——手术评估及实施】

（一）手术评估

患者脊髓型颈椎病，手术方案拟订为颈前入路椎间盘切除 + DCI 置入术 + 椎体间融合术（杂交手术），向患者家属及患者交代手术方式及风险。包括：①吞咽困难，损伤食管、气管等周围的结构，术中出血、感染、脊髓及神经损伤，血肿压迫呼吸困难，内固定移位植骨融合失败，内固定移位或断裂需二次手术等；②告知患者手术后需要在 ICU 拔管及麻醉复苏约 2 小时，拔管后会拍摄 CT 转回普通病房；③告知患者术后肢体麻木及颈部疼痛情况会有所好转；④手术处理 3 个节段，手术时间约 3 小时，出血可能较其他术式略多，谨防术后出现贫血。患者术前情绪稳定，戴颈托由护士负责接入手术室。

（二）颈前入路杂交手术

前入路手术在全身麻醉下顺利进行，然后自气管食管鞘及颈内动静脉鞘之间的自然间隙到达椎体前方。去除椎间盘及增生的骨赘，使用 DCI 置入椎间隙，使用自体骨及人工骨放入融合器内置入椎间隙，将椎体前缘的骨赘咬除，保证前方骨质平整，保证钛板伏贴，固定完毕后置入皮下引流管一枚。手术中出血约 400ml，手术麻醉顺利送入 ICU。

【颈椎病单元——术后评估及出院指导】

（一）术后评估

术后 1 小时在 ICU 查体：四肢活动好。声音无嘶哑，呛咳好，予以拔除气管插管。观察 30 分钟无憋气及四肢无力的情况后转回普通病房。

（二）恢复情况

1．术后当天即术后 6 小时后恢复饮食，患者未诉吞咽不适。

2．术后 8 小时在颈托保护下坐起，术后 12 小时将床摇起，无头晕等不适。

3．术后第 1 天引流液 60ml，嘱在颈托保护下下床锻炼。

4．术后第 2 天引流液 20ml，手术切口无渗液，无肿胀，行颈部 B 超后给予拔除引流管，患者未诉憋气、四肢无力，诉肢体感觉及力量较术前好转。鼓励在床上进行四肢屈伸、抬举四肢及活动关节等练习，以促进肌力恢复。

5．术后第 4 天准予出院，嘱出院复查及功能锻炼等事项。

6．术后复查：出院前复查颈椎 CT 示置入物位置良好（图 4-7-3），术后 3 个月步行来我院复查，肢体麻木无力感好转，行走正常。复查 MRI 未见脊髓及神经根压迫（图 4-7-4）。

（三）出院指导

1．出院后社区医院隔日换药，保持手术切口干燥，术后 1 周伤口愈合良好。

2．手术后佩戴颈托 10 ～ 12 周，禁止颈部过度活动及外伤。除卧床期间，需要佩戴颈托 24 小时。

3．出院后加强康复锻炼及功能锻炼。

4．戒烟戒酒，加强膳食营养，保证每日蛋白质摄入。

【颈椎病单元——术后康复和功能锻炼】

1．术后 2 周至 6 个月是促进神经功能恢复的重要时期，告知可行运动治疗、物理治疗、药物治疗及高压氧治疗。

2．术后 12 周后去除颈托就可开始颈部活动的锻炼。练习颈部活动时应该遵循循序渐进的原则，练习颈部前屈、后伸、

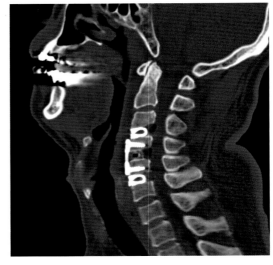

图 4-7-3　术后颈椎 CT 矢状位示置入物位置良好

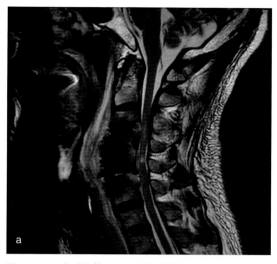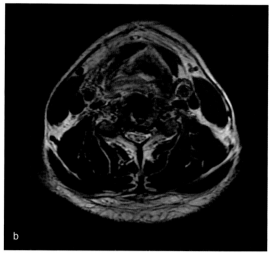

图 4-7-4 术后颈椎 MRI 示脊髓前方压迫解除
a. 矢状位；b. 轴位

左右旋转活动。同时进行项背肌肉"抗阻等长收缩"锻炼。

3. 肩关节肌肉及活动度练习，术后出院可开始进行，防止肌肉萎缩、关节僵硬。

4. 四肢功能锻炼：加强四肢各个肌群的肌肉力量训练，可行器械抗阻肌力训练。双手可进行精细功能训练，同时训练生活日常动作以早日恢复日常生活能力。

第八节 后纵韧带骨化（颈后入路椎板切除＋植骨融合术）

【病历资料】

1. 病史简介 患者中老年男性，53 岁，颈部疼痛 10 余年，加重伴左上肢麻木 2 个月。

2. 查体 四肢肌力肌张力正常，左上肢外侧浅感觉减退，四肢腱反射正常，双侧巴宾斯基征阴性。

3. 辅助检查 颈椎 CT 示 $C_{2\sim4}$ 后纵韧带骨化继发颈椎管狭窄（图 4-8-1），颈椎 MRI 示 $C_{2\sim4}$ 后纵韧带不规则增厚，局部硬膜囊受压，局部压迫颈髓，相应硬膜囊前后径稍变窄（图 4-8-2）。

4. 术前诊断 后纵韧带骨化、颈椎管狭窄。

经过评估后入组颈椎病单元。

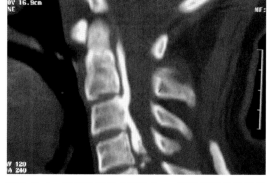

图 4-8-1 颈椎矢状位 CT 示 $C_{2\sim4}$ 后纵韧带骨化继发颈椎管狭窄

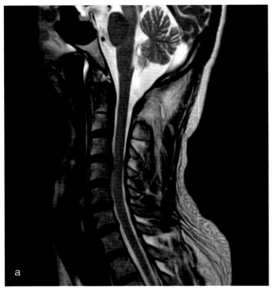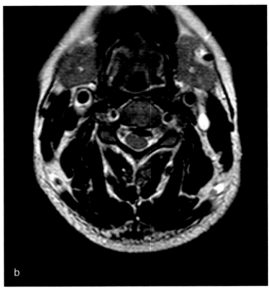

图 4-8-2　颈椎 MRI 示 C$_{2-4}$ 后纵韧带不规则增厚，局部硬膜囊受压
a. 矢状位；b. 轴位

【颈椎病单元——术前评估及宣教】

（一）术前宣教

选取合适大小的颈托并指导呼吸功能训练、咳嗽功能锻炼及侧身起卧动作练习。

（二）术前评估及临床决策

手术前根据病史、症状、体征及影像进行病例讨论，患者诊断为后纵韧带骨化继发颈椎管狭窄。颈部疼痛及左上肢麻木等神经症状考虑与后纵韧带骨化导致颈椎管狭窄相关。后纵韧带骨化节段长并且骨化的节段较高，因此不予考虑前入路减压手术，而且手术需要在减压的同时维持脊柱稳定性，因此手术方式决定为颈后入路椎板切除＋植骨融合术。

（三）术前准备

预估手术时间为 3 小时，出血量约 300ml，给予手术中备血 2 个单位。评估感染风险，选用第二代头孢类抗生素头孢呋辛预防感染，术中使用皮质醇激素甲泼尼龙减轻水肿。手术前一天进行手术区域（枕颈部）备皮，需剃头。做抗生素皮试，抽血做手术配血，护士告知禁食、禁水时间及需要准备哪些手术后护理用物。

【颈椎病单元——手术评估及实施】

（一）手术评估

患者后纵韧带骨化，手术方案拟订为颈后入路椎板切除 + 植骨融合术，向患者家属及患者交代手术方式及风险。包括：①心脑血管意外，术中出血，感染，椎动脉损伤大出血可能改变手术方式，脊髓及神经损伤，C_5 神经根麻痹，内固定移位植骨融合失败，四肢感觉运动障碍等；②告知患者手术后需要在 ICU 拔管及麻醉复苏约 2 小时，拔管后会拍摄 CT 转回普通病房；③告知患者术后肢体麻木及颈部疼痛情况会有所好转；④术后切口可能有较疼痛及神经根麻痹症状。患者术前情绪稳定，戴颈托由护士负责接入手术室。

（二）颈后入路椎板切除 + 植骨融合术

后入路手术在全身麻醉下顺利进行，暴露 $C_{2\sim5}$ 两侧椎板，然后分别在 $C_{2\sim5}$ 两侧置万向螺钉各 1 枚，共 8 枚，咬除 $C_{2\sim5}$ 棘突，用磨钻磨除椎板，整块掀开椎板，保护硬膜的完整，塑形两侧连接杆，各间隙撑开后用顶丝固定（图 4-8-3），磨除侧块关节表面部分骨质，准备好植骨床后植足量的自体骨颗粒。放置引流管 1 根。手术中出血约 300ml，手术麻醉顺利送入ICU。

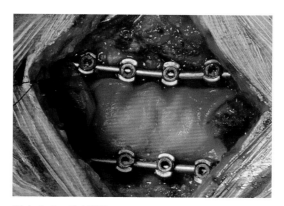

图 4-8-3 **术中照片**

【颈椎病单元——术后评估及出院指导】

（一）术后评估

术后 2 小时在 ICU 查体：四肢活动好，呛咳有力，予以拔除气管插管。观察 30 分钟无四肢无力的情况后转回普通病房。

（二）恢复情况

1. 术后当天即术后 6 小时后可饮水，12 小时后恢复饮食，患者未诉不适。

2. 术后 12 小时将床摇起，术后 16 小时在颈托保护下坐起，无头晕等不适。

3. 术后第 1 天引流约 150ml，嘱在颈托保护下下床锻炼。因手术创面较大，切口引流量较多，尚不给予拔除引流。

4．术后第 2 天引流约 80ml，手术切口无渗液，无肿胀，患者未诉四肢无力，诉肢体感觉及力量较术前好转。鼓励在床上进行四肢屈伸、抬举及活动关节等练习，以促进肌力恢复。查看双上肢上举有力，排除 C_5 神经根麻痹。

5．术后第 3 天引流约 30ml，予以拔除引流管。

6．术后第 5 天准予出院，嘱出院复查及功能锻炼等事项。

7．术后复查：出院当天复查颈椎 CT 示颈椎曲度良好（图 4-8-4），三维 CT 示钉棒内固定系统位置良好（图 4-8-5），复查 MRI 示椎管充分扩大，硬膜囊压迫解除（图 4-8-6）。

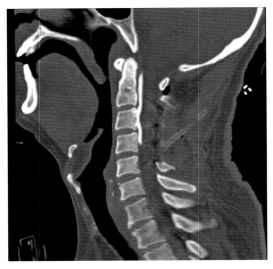

图 4-8-4　术后颈椎 CT 示颈椎曲度良好

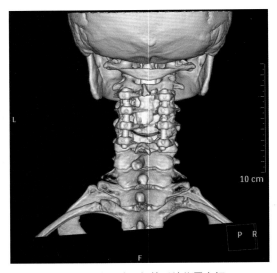

图 4-8-5　术后三维重建示钉棒系统位置良好

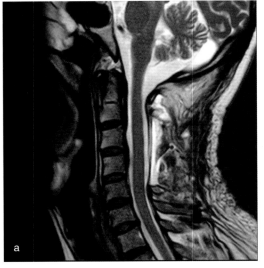

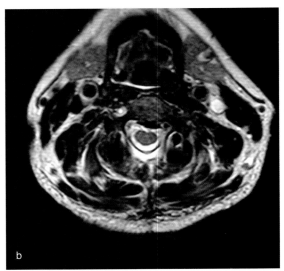

图 4-8-6　颈椎 MRI 示椎管充分扩大，硬膜囊压迫解除
a. 矢状位；b. 轴位

（三）出院指导

1．出院后社区医院隔日换药，术后 8 天伤口愈合良好拆线。

2．手术后佩戴颈托 8 ～ 12 周，禁止颈部过度活动及外伤。除卧床期间，需要佩戴颈托 24 小时。术后 12 周后行颈椎 CT 查看内固定情况及融合情况。

3．出院后加强康复锻炼及功能锻炼。

4．注意膳食均衡，保证每日蛋白质摄入。

【颈椎病单元——术后康复和功能锻炼】

1．术后 2 周至 6 个月进行运动治疗、物理治疗、药物治疗及高压氧治疗。

2．术后 12 周后去除颈托就可开始颈部活动的锻炼。练习颈部活动时应该遵循循序渐进的原则，练习颈部前屈、后伸、左右旋转活动。同时进行项背肌肉"抗阻等长收缩"锻炼。

3．肩关节肌肉及活动度练习，术后出院可开始进行，防止肌肉萎缩、关节僵硬。

4．四肢功能锻炼：加强四肢各个肌群的肌肉力量训练，可行器械抗阻肌力训练。双手可进行精细功能训练，同时训练生活日常动作以早日恢复日常生活能力。

第九节　颈椎间盘突出（$C_{5\sim6}$，ACDF）

【病历资料】

1. 病史简介　患者中年男性，41 岁，右侧肢体麻木 1 月余。

2. 查体　神清，四肢活动正常，肌力及肌张力正常，右侧肢体及躯干浅感觉减退。双膝踝反射正常，双侧 Hoffmann 征阴性，双侧巴宾斯基征阳性。

3. 辅助检查　颈椎 MRI 示颈椎曲度变直，$C_{5\sim6}$ 椎间盘突出压迫脊髓（图 4-9-1）。颈椎 CT 示颈椎退行性改变，$C_{5\sim6}$ 椎间盘突出（图 4-9-2）。

4. 术前诊断　颈椎间盘突出（$C_{5\sim6}$）。

经过评估后入组颈椎病单元。

【颈椎病单元——术前评估及宣教】

（一）术前宣教

戒烟，选取合适大小的颈托并指导手术前气管推移训练、呼吸功能训练、咳嗽功能锻炼及侧身起卧动作练习。

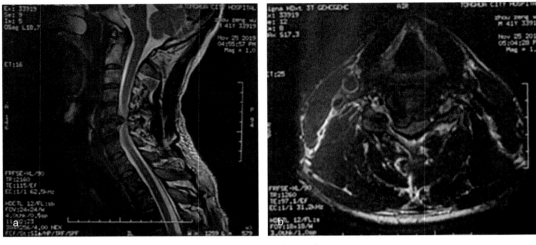

图 4-9-1　术前颈椎 MRI 示颈椎曲度变直，$C_{5\sim6}$ 椎间盘突出压迫脊髓
a. 矢状位；b. 轴位

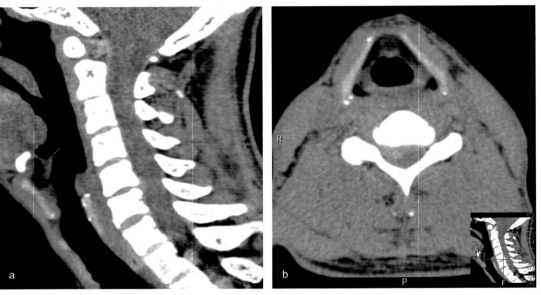

图 4-9-2　术前颈椎 CT 示颈椎退行性改变，$C_{5\sim6}$ 椎间盘突出
a. 矢状位；b. 轴位

（二）术前评估及临床决策

　　手术前根据病史、症状、体征及影像进行病例讨论，患者诊断为颈椎间盘突出。椎间盘中央型突出但右侧较重，右侧肢体麻木等神经症状考虑与突出的椎间盘压迫脊髓和神经根相关。手术需要在减压充分的同时维持稳定性，因此手术方式决定为颈前入路椎间盘切除＋椎体间融合术。患者选择使用 LDR 零切迹融合器，减少钛板对食管的刺激。

（三）术前准备

预估手术时间为 2 小时，出血量约 100ml，给予手术中备血 1 个单位。评估感染风险，选用第二代头孢类抗生素头孢呋辛预防感染，术中使用皮质醇激素甲泼尼龙减轻水肿。手术前一天进行手术区域（颈部）备皮，抗生素皮试，抽血做手术配血，护士告知禁食、禁水时间及需要准备哪些手术后护理用物。

【颈椎病单元——手术评估及实施】

（一）手术评估

患者脊髓型颈椎病，手术方案拟订为颈前入路椎间盘切除 + 椎体间融合术，向患者家属及患者交代手术方式及风险。包括：①吞咽困难，损伤食管、气管等周围的结构，术中出血、感染、脊髓及神经损伤，血肿压迫呼吸困难，内固定移位或断裂需二次手术等；②告知患者手术后需要在 ICU 拔管及麻醉复苏约 2 小时，拔管后会拍摄 CT 转回普通病房；③告知患者术后肢体麻木及颈部疼痛情况会有所好转；④手术仅处理单个节段，且 LDR 融合器安装固定方便，手术时间短，出血量较少，术后住院时间可能较短。患者术前情绪稳定，戴颈托由护士负责接入手术室。

（二）ACDF

ACDF 在全身麻醉下顺利进行，然后自气管食管鞘及颈内动静脉鞘之间的自然间隙达到椎体前方。去除椎间盘及增生的骨赘，突出的椎间盘向右侧压迫较重，将椎间盘彻底减压，硬膜保留完整。使用自体骨及零切迹椎间融合器放入椎间隙，融合器选用较其他的椎间隙高度大一些尺寸，增大椎间孔面积。随后铺应用嵌片固定（图

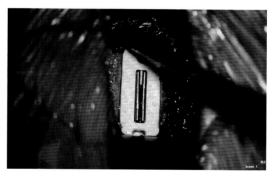

图 4-9-3　零切迹椎间融合器放入椎间隙

4-9-3）。置入皮下引流管一枚。手术中出血约 30ml，手术麻醉顺利送入 ICU。

【颈椎病单元——术后评估及出院指导】

（一）术后评估

术后 1 小时在 ICU 查体：四肢活动好。声音无嘶哑，呛咳好，予以拔除气管插管。观察 30 分钟时无憋气及四肢无力的情况后转回普通病房。

（二）恢复情况

1. 术后当天即术后 5 小时后恢复饮食，患者未诉吞咽不适。

2. 术后 8 小时在颈托保护下坐起，术后 12 小时将床摇起，无头晕等不适。

3. 术后第 1 天引流液 10ml，给予拔除引流管，嘱在颈托保护下下床锻炼。

4. 术后第 2 天手术切口无渗液，无肿胀，患者未诉憋气、四肢无力，诉肢体感觉及力量较术前好转。鼓励在床上进行四肢屈伸、抬举四肢及活动关节等练习，以促进肌力恢复。

5. 术后第 3 天准予出院，嘱出院复查及功能锻炼等事项。

6. 术后复查：出院前复查颈椎 CT 示颈椎曲度良好，置入物位置良好（图 4-9-4）。

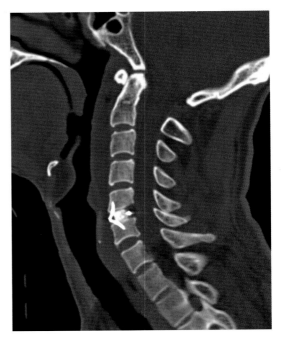

图 4-9-4　复查颈椎矢状位 CT 示颈椎曲度良好，置入物位置良好

（三）出院指导

1. 出院后社区医院隔日换药，保持手术切口干燥，术后 1 周伤口愈合良好。

2. 手术后佩戴颈托 8 ～ 10 周，禁止颈部过度活动及外伤。除卧床期间，需要佩戴颈托 24 小时。

3. 出院后加强康复锻炼及功能锻炼。

4. 戒烟戒酒，加强膳食营养。

【颈椎病单元——术后康复和功能锻炼】

1. 术后 2 周至 6 个月是促进神经功能恢复的重要时期，因此告知进行运动治疗、物理治疗、神经营养治疗及高压氧治疗。

2. 术后 8 周后去除颈托就可开始颈部活动的锻炼。练习颈部活动时应该遵循循序渐进的原则，练习颈部前屈、后伸、左右旋转活动，同时进行项背肌肉"抗阻等长收缩"锻炼。

3. 肩关节肌肉及活动度练习，术后出院可开始进行，防止肌肉萎缩、关节僵硬。

4. 四肢功能锻炼：加强四肢各个肌群的肌肉力量训练，可行器械抗阻肌力训练。双手可进行精细功能训练，同时训练生活日常动作以早日恢复日常生活能力。

第十节　脊髓型颈椎病（$C_{4\sim7}$，颈前入路杂交手术）

【病历资料】

1. 病史简介　老年女性患者，61 岁，双手麻木半月余，加重伴双下肢无力 10 天。

2. 查体　神清，颈软，右手笨拙，双上肢肌力及肌张力正常，右下肢近端肌力 V 级，远端肌力 IV 级，右足蹋背伸无力，双手浅感觉减退。腱反射正常，双 Hoffmann 征阳性，双侧巴宾斯基征阳性。

3. 辅助检查　颈椎 CT 示颈椎曲度变直，颈椎间盘突出伴骨赘形成（图 4-10-1）。

4. 术前诊断　脊髓型颈椎病、颈椎间盘突出（$C_{4\sim5}$、$C_{5\sim6}$、$C_{6\sim7}$）、高血压。

经过评估后入组颈椎病单元。

【颈椎病单元——术前评估及宣教】

（一）术前宣教

术前继续使用原有降压药物并维持原用量，选取合适大小的颈托并指导手术前气管推移训练、呼吸功能训练、咳嗽功能锻炼及侧身起卧动作练习。

（二）术前评估及临床决策

手术前根据病史、症状、体征及影像进行病例讨论，患者诊断为脊髓型颈椎病，脊髓受压水肿。右手笨拙无力等神经症状考虑与压迫脊髓相关。手术需处理节段较多，骨赘增生严重。为防止长节段融合不稳定及邻椎病变，手术需要在减压充分的同时保留部分颈椎活动度，因此选用融合与非融合联合手术方式，手术方式决定为颈前入路椎间盘切除 + DCI 置入术 + 椎体间融合术（杂交手术）。

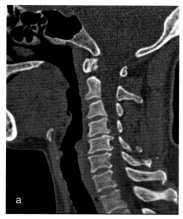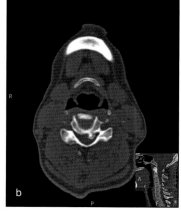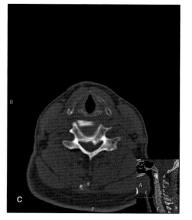

图 4-10-1　术前颈椎 CT 示颈椎曲度变直，颈椎间盘突出伴骨赘形成
a. 矢状位；b.$C_{4\sim5}$ 轴位；c.$C_{5\sim6}$ 轴位

（三）术前准备

预估手术时间为 3 小时，出血量约 300ml，给予手术中备血 2 个单位。评估感染风险，选用第二代头孢类抗生素头孢呋辛预防感染，术中使用皮质醇激素甲泼尼龙减轻水肿。手术前一天进行手术区域（颈部）备皮，抗生素皮试，抽血做手术配血，护士告知禁食、禁水时间及需要准备哪些手术后护理用物。

【颈椎病单元——手术评估及实施】

（一）手术评估

患者脊髓型颈椎病，手术方案拟订为颈前入路椎间盘切除 +DCI 置入术 + 椎体间融合术，向患者家属及患者交代手术方式及风险。包括：①吞咽困难，损伤食管、气管等周围的结构，术中出血，感染，脊髓及神经损伤，血肿压迫呼吸困难，内固定移位植骨融合失败，内固定移位或断裂需二次手术等。手术需处理节段较多，可能出现术后呼吸困难或吞咽困难概率较一般手术高，向患者详细告知。②手术需要处理 3 个椎间隙，手术时间较长，出血较其他手术较多。术后引流及住院时间可能较单节段手术长。③告知患者手术后需要在 ICU 拔管及麻醉复苏约 2 小时，拔管后会拍摄 CT 转回普通病房。④告知患者术后肢体麻木及颈部疼痛情况会有所好转。患者术前情绪稳定，血压稳定，戴颈托由护士负责接入手术室。

（二）颈前入路杂交手术

颈前入路杂交手术在全身麻醉下顺利进行，然后自气管食管鞘及颈内动静脉鞘之间的自然间隙达到椎体前方。去除椎间盘及增生的骨赘，使用 DCI 置入 $C_{4\sim5}$ 及 $C_{5\sim6}$ 椎间隙，使用自体骨及人工骨放入融合器内置入 $C_{6\sim7}$ 椎间隙，前入路使用钛板固定。钛板需要选取合适长度及弧度以保证稳定并恢复颈椎前凸。固定完毕后置入皮下引流管一枚。手术中出血约 300ml，自体血回输 125ml，手术麻醉顺利送入 ICU。

【颈椎病单元——术后评估及出院指导】

（一）术后评估

术后 2 小时在 ICU 查体：四肢活动好，声音无嘶哑，呛咳好，予以拔除气管插管。观察 30 分钟无憋气及四肢无力的情况后转回普通病房。

（二）恢复情况

1. 术后当天即术后 6 小时后恢复饮食，患者未诉吞咽不适。

2. 术后 8 小时在颈托保护下坐起，术后 12 小时将床摇起，无头晕等不适。

3. 术后第 1 天引流液 70ml，恢复原有降压药使用，嘱在颈托保护下下床锻炼。

4. 术后第 2 天引流液 15ml，手术切口无渗液，无肿胀，给予拔除引流管，患者未诉憋气、四肢无力，诉肢体感觉及力量较术前好转。鼓励在床上进行四肢屈伸、抬举四肢及活动关节等练习，以促进肌力恢复。

5. 术后第 4 天准予出院，嘱出院复查及功能锻炼等事项。

6. 术后复查：出院当天复查颈椎 CT（图 4-10-2）及三维重建（图 4-10-3）提示颈椎曲度良好，置入物位置良好，术后 3 个月步行来我院复查，肢体麻木无力感好转，行走正常。复查 MRI 未见脊髓及神经根压迫（图 4-10-4）。

（三）出院指导

1. 出院后社区医院隔日换药，保持手术切口干燥。

2. 手术后佩戴颈托 10 ～ 12 周，禁止颈部过度活动及外伤。除卧床期间，需要佩戴颈托 24 小时。术后 3 个月后复查 CT，查看融合的情况及内置物的位置。

3. 出院后加强康复锻炼及功能锻炼。

4. 加强膳食营养，保证每日蛋白质摄入。

【颈椎病单元——术后康复和功能锻炼】

1. 术后 2 周至 6 个月是促进神经功能恢复的重要时期，告知可行运动治疗、物理治疗、药物治疗及高压氧治疗。

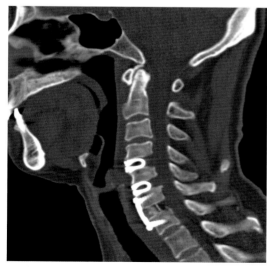

图 4-10-2 复查矢状位 CT 示置入物位置良好，颈椎曲度良好

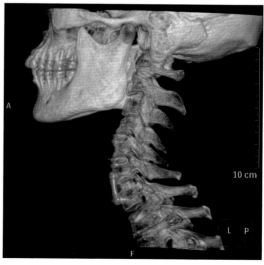

图 4-10-3 复查 CT 三维重建

第 4 章 典型病例

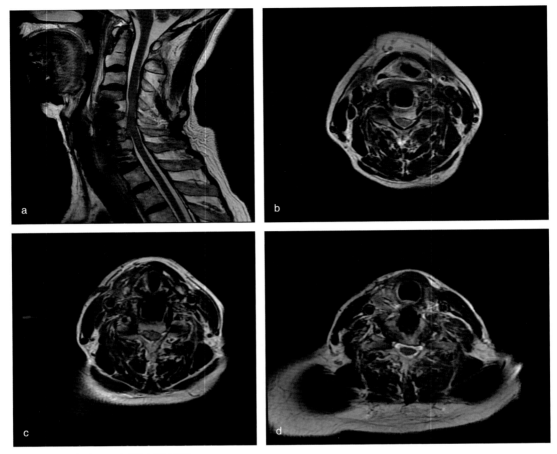

图 4-10-4　复查 MRI 示脊髓压迫解除
a. 矢状位；b.C$_{4\sim5}$ 轴位；c.C$_{5\sim6}$ 轴位；d.C$_{6\sim7}$ 轴位

　　2．术后 12 周后去除颈托就可开始颈部活动的锻炼。练习颈部活动时应该遵循循序渐进的原则，练习颈部前屈、后伸、左右旋转活动，同时进行项背肌肉"抗阻等长收缩"锻炼。

　　3．肩关节肌肉及活动度练习，术后出院可开始进行，防止肌肉萎缩、关节僵硬。

　　4．四肢功能锻炼：加强四肢各个肌群的肌肉力量训练，可行器械抗阻肌力训练。双手可进行精细功能训练，同时训练生活日常动作以早日恢复日常生活能力。

第十一节　后纵韧带骨化（颈前、后入路联合手术）

【病历资料】

1. 病史简介　患者中老年男性，51 岁，右手麻木 2 年，加重伴左手麻木 2 个月。

2. 查体　四肢肌力、肌张力正常，右侧髋关节活动受限。右侧手掌及环指、小指针刺减感退，左侧手掌及小指针刺感减退，生理反射正常存在，双侧巴宾斯基征阴性。

3. 辅助检查　术前颈椎 MRI 示 $C_{2\sim7}$ 后纵韧带不规则增厚，$C_{2\sim6}$ 相应节段硬膜囊受压明显，局部压迫颈髓。术前颈椎 CT 示颈椎生理曲度变直，后纵韧带钙化明显，椎管前后径变小（图 4-11-1）。

4. 术前诊断　后纵韧带骨化、颈椎管狭窄、慢性咽炎。

经过评估后入组颈椎病单元。

【颈椎病单元——术前评估及宣教】

（一）术前宣教

嘱患者术前 1 个月开始戒烟，同时口服药物治疗慢性咽炎。选取合适大小的颈托并指导呼吸功能训练、咳嗽功能锻炼及侧身起卧动作练习。

（二）术前评估及临床决策

手术前根据病史、症状、体征及影像进行病例讨论，患者诊断为后纵韧带骨化继发颈椎管狭窄。双手麻木等神经症状考虑与后纵韧带骨化导致颈椎管狭窄有关。手术需要在减压的同时维持脊柱稳定性，前入路手术并不能实现对脊髓彻底减压。因此手术方式决定为一期先行颈后入路椎板切除 + 植骨融合术。术后根据神经症状恢复情况，如明确仍有压迫症状再行二期颈前入路椎体次全切除 + 椎体间融合术。

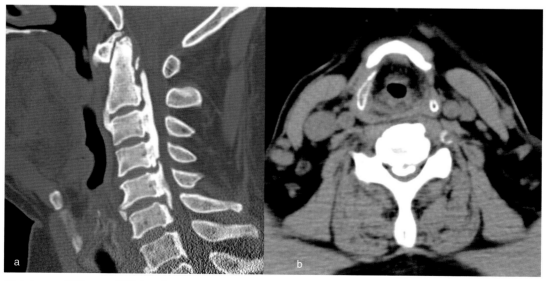

图 4-11-1　颈椎 CT 示颈生理曲度变直，后纵韧带钙化明显，椎管前后径变小
a. 矢状位；b. 轴位

（三）术前准备

一期手术时间约为 3 小时，出血量约 300ml，给予手术中备血 2 个单位；二期手术预估时间 3 小时，出血量约 400ml，术中备血 2 个单位。评估感染风险，均选用第二代头孢类抗生素头孢呋辛预防感染，术中使用皮质醇激素甲泼尼龙减轻水肿。手术前一天进行手术区域（枕颈部）备皮，需剃头。做抗生素皮试，抽血做手术配血，护士告知禁食、禁水时间及需要准备哪些手术后护理用物。

【颈椎病单元——手术评估及实施】

（一）手术评估

患者后纵韧带骨化，手术方案拟订为行颈后入路椎板切除＋植骨融合术，向患者家属及患者交代手术方式及风险。包括：心脑血管意外，术中出血，感染，椎动脉损伤，大出血，脊髓及神经损伤，内固定移位植骨融合失败，四肢感觉运动障碍等。二期行颈前入路椎体次全切除＋椎体间融合术，风险包括：①患者慢性咽炎，咽喉部可能定植菌群，因此手术切口可能出现愈合不良，感染。其余手术并发症可能包括：吞咽困难，损伤食管、气管等周围的结构，术中出血、脊髓及神经损伤，血肿压迫呼吸困难，内固定移位或断裂需二次手术等。②告知患者手术后需要在 ICU 拔管及麻醉复苏约 2 小时，拔管后会拍摄 CT 转回普通病房。③告知患者术后肢体麻木及颈部疼痛情况会有所好转。④告知患者术后仍有可能存在神经症状残留，可采用二期前入路手术来解决。患者术前情绪稳定，戴颈托由护士负责接入手术室。

（二）颈后入路椎板切除＋植骨融合术

后入路手术在全身麻醉下顺利进行，暴露 $C_{2\sim6}$ 两侧侧块，然后分别在 $C_{2\sim6}$ 两侧侧块置万向螺钉各 1 枚，咬除 $C_{2\sim6}$ 棘突，超声骨刀磨除椎板，椎板整块移除，保护硬膜完整。将 C_2 椎板下缘及 C_6 椎板上缘潜行减压，防止脊髓向后漂移引起脊髓受压。减压充分后塑形两侧连接杆，各间隙撑开后用顶丝固定，制作骨床后植自体骨。放置引流管 1 根。手术中出血约 250ml，手术麻醉顺利送入 ICU。

（三）颈前入路椎体次全切除＋椎体间融合术

前入路手术在全身麻醉下顺利进行，自气管食管鞘及颈内动静脉鞘之间的自然间隙到达椎体前方，去除 C_6 椎体，分块咬除 $C_{4\sim5}$、$C_{5\sim6}$ 椎间盘，超声骨刀磨除增生骨赘，处理骨化的后纵韧带，自骨化韧带处向中央处使用椎板咬骨钳逐渐小心去除，如骨化钙化较厚使用超声骨刀打薄后使用椎板咬骨钳咬除。务必保证硬膜完整。使用自体骨及人工骨放入钛笼内置入间隙，前方使用钛板固定。固定完毕后置入皮下引流管一枚，手术中出血约

300ml，手术麻醉顺利送入 ICU。

【颈椎病单元——术后评估及出院指导】

（一）术后评估

一期手术术后 2 小时在 ICU 查体：四肢活动好，呛咳有力，予以拔除气管插管。观察 30 分钟无四肢无力的情况后转回普通病房。

二期手术术后 1 小时在 ICU 查体：四肢活动好。声音无嘶哑，呛咳好，予以拔除气管插管。观察 30 分钟无憋气及四肢无力的情况后转回普通病房。术后使用颈部 B 超排除是否存在积液，如有积液且考虑脑脊液漏的可能，应行腰大池引流。

（二）恢复情况

一期手术术后右手麻木无力较前好转，但患者左手仍有麻木、无力，因此选择二期前入路手术进行减压。二期手术术后双上肢麻木无力感较术前明显好转。

术后复查：一期手术后 1 周复查颈椎 MRI 示 $C_{4\sim6}$ 脊髓稍变细，脊髓向后漂移，髓内可见变性信号（图 4-11-2）。CT 示内固定物位置良好，颈椎变直（图 4-11-3，图 4-11-4）。二期手术后出院时复查颈椎 MRI 示 $C_{4\sim6}$ 脊髓前方压迫缓解，脊髓形态良好（图 4-11-5）。复查 CT 示钛笼位置满意（图 4-11-6）。

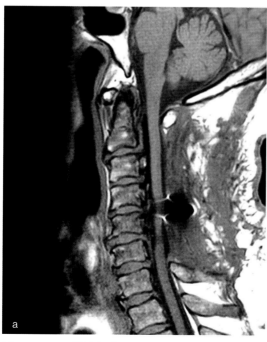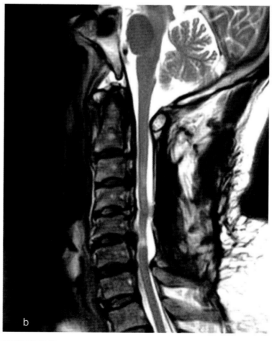

图 4-11-2　一期手术后 MRI 示 $C_{4\sim6}$ 脊髓稍变细，髓内可见变性信号
a.T_1 像；b.T_2 像

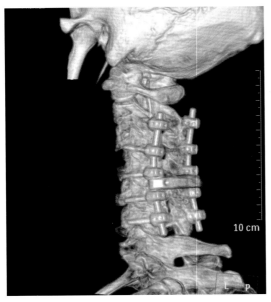

图 4-11-3　一期手术后三维 CT 示钉棒系统位置良好

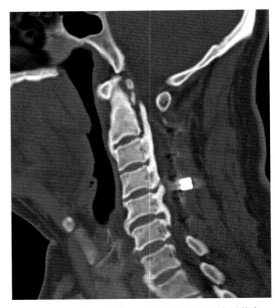

图 4-11-4　一期手术后 CT 示颈后入路固定术后状态，颈椎曲度较术前无改善

（三）出院指导

1．出院后社区医院隔日换药，颈后手术切口缝线术后 8 天伤口愈合良好拆线。

2．手术后佩戴颈托 8～12 周，禁止颈部过度活动及外伤。除卧床期间，需要佩戴颈托 24 小时。

3．出院后加强康复锻炼及功能锻炼。

4．注意膳食均衡，保证每日蛋白质摄入。

【颈椎病单元——术后康复和功能锻炼】

1．术后 6 个月内是促进神经功能恢复的重要时期，告知患者可行运动治疗、物理治疗、神经营养药物治疗及高压氧治

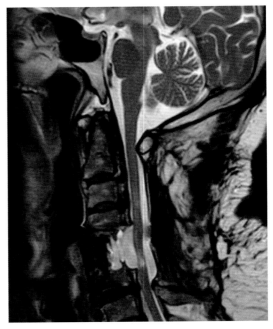

图 4-11-5　复查 MRI 示 $C_{4\sim6}$ 脊髓前方压迫缓解，脊髓形态良好

疗。患者两次手术，手术较大，因此恢复期需要增加营养。补充钙质的摄入及蛋白的补充。

2．术后 12 周后去除颈托就可开始颈部活动的锻炼。练习颈部活动时应该遵循循序渐进的原则，练习颈部前屈、后伸、左右旋转活动。同时进行项背肌肉"抗阻等长收缩"锻炼。

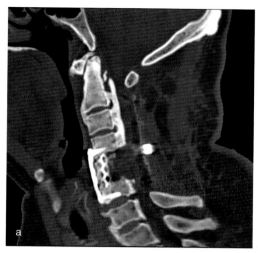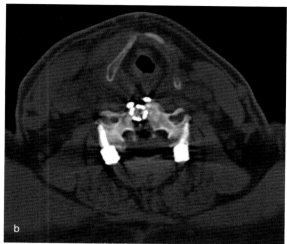

图 4-11-6　复查 CT 示钛笼位置满意，钛板固定满意
a. 矢状位；b. 轴位

3．肩关节肌肉及活动度练习，术后出院可开始进行，防止肌肉萎缩、关节僵硬。

4．四肢功能锻炼：加强四肢各个肌群的肌肉力量训练，可行器械抗阻肌力训练。双手可进行精细功能训练，同时训练生活日常动作以早日恢复日常生活能力。

第十二节　脊髓型颈椎病（$C_{5\sim6}$，ACDR）

【病历资料】

1．病史简介　患者中年女性，47 岁，颈肩痛 10 年，颈部外伤后双上肢无力 1 天。

2．查体　神清，双上肢肌力III级，双下肢肌力 V 级，双上肢浅感觉减退，双下肢感觉正常，双侧 Hoffmann 征阴性，双侧巴宾斯基征阴性。

3．辅助检查　颈椎 MRI 示 $C_{5\sim6}$ 椎间盘突出，向后压迫颈髓（图 4-12-1）。

4．术前诊断　脊髓型颈椎病、颈椎间盘突出（$C_{5\sim6}$）。

经过评估后入组颈椎病单元。

【颈椎病单元——术前评估及宣教】

（一）术前宣教

选取合适颈托保护，卧床为主，轴向翻身，指导手术前气管推移训练、呼吸功能训练、咳嗽功能锻炼及侧身起卧动作练习。

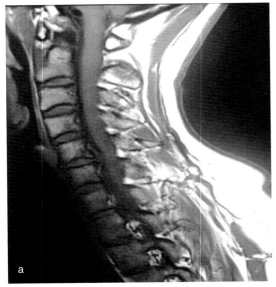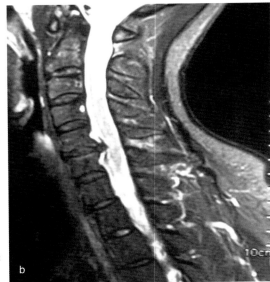

图 4-12-1　颈椎 MRI 示 $C_{5\sim6}$ 椎间盘突出，向后压迫颈髓
a.T_1 像；b.T_2 像

（二）术前评估及临床决策

手术前根据病史、症状、体征及影像进行病例讨论，患者诊断为脊髓型颈椎病，脊髓受压缺血变性。颈肩疼痛及双手无力、麻木等神经症状考虑与前方压迫脊髓相关。患者较年轻，外伤后加重，但患者椎体稳定性好，无骨折脱位等征象。需要保留颈部更多的活动度，即需要在手术减压充分的同时维持颈椎活动度，因此手术方式决定为颈前入路人工椎间盘置换术（ACDR）。

（三）术前准备

预估手术时间为 2 小时，出血量约 80ml，给予手术中备血 1 个单位。评估感染风险，选用第二代头孢类抗生素头孢呋辛预防感染，术中使用皮质醇激素甲泼尼龙减轻水肿。手术前一天进行手术区域（颈部）备皮，做抗生素皮试，抽血做手术配血，护士告知禁食、禁水时间及需要准备哪些手术后护理用物。

【颈椎病单元——手术评估及手术】

（一）手术评估

患者为脊髓型颈椎病，手术方案拟订为颈前入路人工椎间盘置换术，向患者家属及患者交代手术方式及风险。包括：①吞咽困难，损伤食管、气管等周围的结构，术中出血、感染、脊髓及神经损伤，血肿压迫呼吸困难，内固定移位需二次手术等；②告知患者手术后需要在 ICU 拔管及麻醉复苏约 2 小时，拔管后会拍摄 CT 转回普通病房；③告知患者术后肢体麻木及颈肩部疼痛情况会有所好转；④颈椎前方减压后因手术创伤小，术后复查后 48 ～ 72 小时出院。患者术前情绪稳定，戴颈托由护士负责接入手术室。

（二）颈椎前入路手术

前入路手术在全身麻醉下顺利进行，然后自气管食管鞘及颈内动静脉鞘之间的自然间隙达到椎体前方。去除椎间盘及增生的骨赘，处理椎间隙的终板软骨使人工椎间盘与骨板契合，使用人工椎间盘置入椎间隙，固定完毕后置入皮下引流管一枚。手术中出血约 50ml，手术麻醉顺利送入 ICU。

【颈椎病单元——术后评估及出院指导】

（一）术后评估

术后 1 小时在 ICU 查体：四肢活动好。声音无嘶哑，呛咳好，予以拔除气管插管。观察 30 分钟无憋气及四肢进行性无力的情况后转回普通病房。

（二）恢复情况

1．术后当天即术后 6 小时后恢复饮食，患者未诉吞咽不适。

2．术后 10 小时在颈托保护下坐起，术后 12 小时将床摇起，给予甲泼尼龙减轻脊髓水肿，无头晕等不适。术后加用抗生素一次，预防感染。

3．术后第 1 天引流液 40ml，给予拔除引流管，继续给予甲泼尼龙减轻脊髓水肿，嘱在颈托保护下下床锻炼。

4. 术后第 2 天手术切口无渗液，无肿胀，患者未诉憋气、四肢无力，诉肢体感觉及力量较术前好转。甲泼尼龙减量，鼓励在床上进行四肢屈伸、抬举四肢及活动关节等练习，以促进肌力恢复。

5．术后第 4 天准予出院，嘱出院复查及功能锻炼等事项。

6．术后复查：出院当天复查颈椎 CT 示人工椎间盘位置良好（图 4-12-2），术后 3 个月步行来我院复查肢体麻木无力感好转，行走正常。复查 MRI 示未见脊髓及神经根压迫（图 4-12-3）。

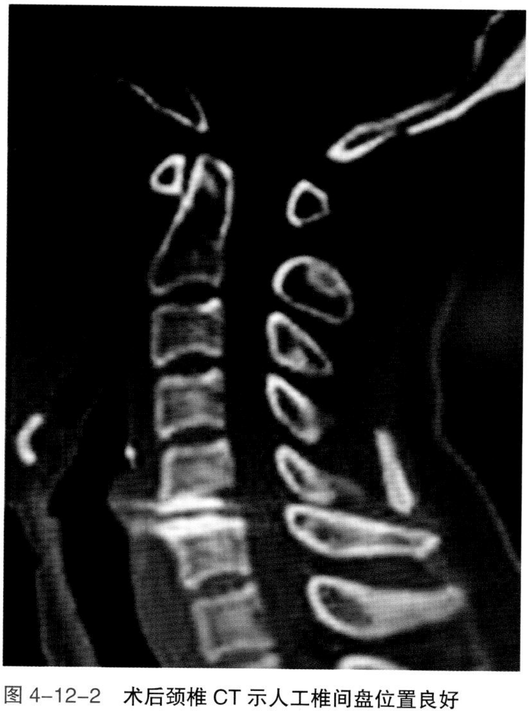

图 4–12–2　**术后颈椎 CT 示人工椎间盘位置良好**

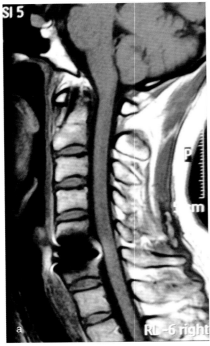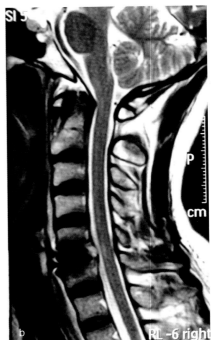

图 4-12-3　颈椎 MRI 示脊髓前方压迫解除
a.T$_1$ 像；b.T$_2$ 像

（三）出院指导

1．出院后社区医院隔日换药，保持手术切口干燥，术后 1 周伤口愈合良好。

2．手术后佩戴颈托 10 ～ 12 周，禁止颈部过度活动及外伤。除卧床期间，需要佩戴颈托 24 小时。

3．出院后加强康复锻炼及功能锻炼。

4．加强膳食营养，保证每日蛋白质摄入。

【颈椎病单元——术后康复和功能锻炼】

1．术后 2 周至 6 个月是促进神经功能恢复的重要时期，告知可行运动治疗、物理治疗、药物治疗及高压氧治疗。

2．术后 12 周后去除颈托就可开始颈部活动的锻炼。ACDR 术后颈部活动度几乎不受影响，但是因颈托佩戴后肌肉僵硬，练习颈部活动时应该遵循循序渐进的原则，练习颈部前屈、后伸、左右旋转活动。同时进行项背肌肉"抗阻等长收缩"锻炼。

3．肩关节肌肉及活动度练习，术后出院可开始进行，防止肌肉萎缩、关节僵硬。

4．四肢功能锻炼：加强四肢各个肌群的肌肉力量训练，可行器械抗阻肌力训练。双手可进行精细功能训练，同时训练生活日常动作以早日恢复日常生活能力。

第十三节　颈椎间盘突出（C$_{3\sim6}$，ACDF）

【病历资料】

1. 病史简介　患者青年男性，26 岁，双上肢麻木，双下肢无力行走不稳 1 年。

2. 查体　神清，颈软，四肢浅感觉减退，双上肢肌力 V 级，双下肢肌力 IV 级，双侧 Hoffmann 征阴性，病理征阴性。

3. 辅助检查　术前颈椎 X 线过伸过屈位提示颈椎曲度可，未见椎体滑脱（图 4-13-1），术前 MRI 示 C$_{3\sim4}$、C$_{4\sim5}$、C$_{5\sim6}$ 椎间盘突出，后方脊髓受压（图 4-13-2）。

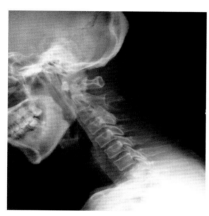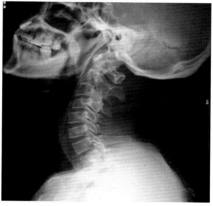

图 4-13-1　颈椎 X 线片示过屈、过伸位示未见椎体滑脱

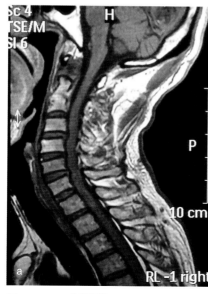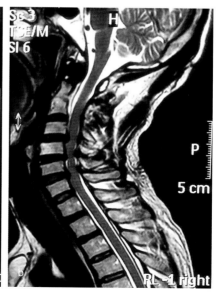

图 4-13-2　术前颈椎 MRI 示 C$_{3\sim4}$、C$_{4\sim5}$、C$_{5\sim6}$ 椎间盘突出
a.T$_1$ 像；b.T$_2$ 像

第 4 章　典型病例

4.术前诊断　颈椎间盘突出（$C_{3\sim4}$、$C_{4\sim5}$、$C_{5\sim6}$）。

经过评估后入组颈椎病单元。

【颈椎病单元——术前评估及宣教】

（一）术前宣教

选取合适大小的颈托并指导手术前气管推移训练、呼吸功能训练、咳嗽功能锻炼及侧身起卧动作练习。

（二）术前评估及临床决策

手术前根据病史、症状、体征及影像进行病例讨论，患者诊断为颈椎间盘突出，四肢麻木无力等神经症状考虑与突出的椎间盘压迫脊髓相关。手术需要在减压充分的同时维持稳定性，患者 C_2、C_3 椎体融合，因此 $C_{3\sim4}$ 椎间盘承受更多的负荷，综合考虑患者病变节段较长，不宜行非融合手术。因此手术方式决定为颈前入路椎间盘切除＋椎体间融合术（ACDF）。固定使用零切迹的 LDR 融合器，既可提供足够的稳定也可以减少钛板对食管的刺激。

（三）术前准备

预估手术时间为 4 小时，出血量约 200ml，给予手术中备血 1 个单位。评估感染风险，选用第二代头孢类抗生素头孢呋辛预防感染，术中准备使用皮质醇激素甲泼尼龙 120mg 减轻脊髓水肿。手术前一天进行手术区域（颈部）备皮，抗生素皮试，抽血做手术配血，护士告知禁食、禁水时间及需要准备哪些手术后护理用物。

【颈椎病单元——手术评估及实施】

（一）手术评估

患者脊髓型颈椎病，手术方案拟订为颈前入路椎间盘切除＋椎体间融合术（ACDF），向患者家属及患者交代手术方式及风险。包括：①吞咽困难，损伤食管、气管等周围的结构，术中出血，感染，脊髓及神经损伤，血肿压迫呼吸困难，内固定移位或断裂需二次手术等；②告知患者手术后需要在 ICU 拔管及麻醉复苏约 2 小时，拔管后会拍摄 CT 转回普通病房；③告知患者术后肢体麻木及颈部疼痛情况会有所好转；④患者 $C_{2\sim6}$ 均融合后，颈部活动度差，患者术前情绪稳定，戴颈托由护士负责接入手术室。

（二）ACDF

前入路手术在全身麻醉下顺利进行，然后自气管食管鞘及颈内动静脉鞘之间的自然间隙达到椎体前方。去除 $C_{3\sim4}$、$C_{4\sim5}$、$C_{5\sim6}$ 椎间盘及增生的骨赘,使用零切迹椎间融合器放入椎间隙,应用嵌片固定。置入皮下引流管一枚。手术中出血约 140ml,手术麻醉顺利送入 ICU。

【颈椎病单元——术后评估及出院指导】

（一）术后评估

术后 1.5 小时在 ICU 查体:四肢活动好。声音无嘶哑,呛咳好,予以拔除气管插管。观察 30 分钟无憋气及四肢无力的情况后转回普通病房。

（二）恢复情况

1. 术后当天即术后 6 小时后恢复饮食,患者未诉吞咽不适。

2. 术后 8 小时在颈托保护下坐起,术后 12 小时将床摇起,无头晕等不适。

3. 术后第 1 天引流液 40ml,嘱在颈托保护下下床锻炼。

4. 术后第 2 天引流 10ml,手术切口无渗液,无肿胀,给予拔除引流管,患者未诉憋气、四肢无力,诉肢体感觉及力量较术前好转。鼓励在床上进行四肢屈伸、抬举四肢及活动关节等练习,以促进肌力恢复。

5. 术后第 3 天准予出院,嘱出院复查及功能锻炼等事项。

6. 术后复查:复查颈椎 CT 示颈椎曲度良好,融合器位置良好（图 4-13-3）。复查颈椎 MRI 示颈椎生理曲度良好,脊髓前方压迫解除（图 4-13-4）。

（三）出院指导

1. 出院后社区医院隔日换药,保持手术切口干燥,术后 1 周伤口愈合良好。术后 3 个月后查颈椎 CT,明确椎间融合情况。行颈椎 MRI 查看相邻节段是否存在邻椎间盘退变。

2. 手术后佩戴颈托 10～12 周,禁止颈部过度活动及外伤。除卧床期间,需要佩戴颈托 24 小时。

3. 出院后加强康复锻炼及功能锻炼。

4. 忌辛辣刺激食物,加强膳食营养。

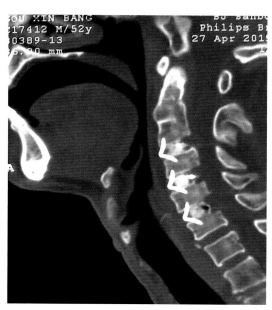

图 4-13-3　复查颈椎矢状位 CT 示颈椎曲度良好,融合器位置良好

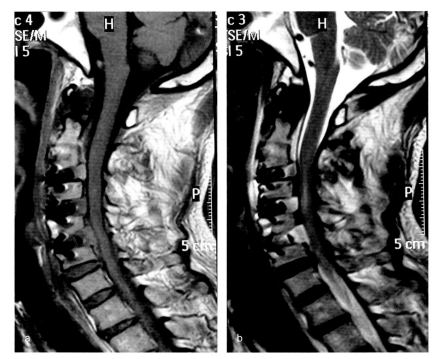

图 4-13-4　术后颈椎 MRI 示脊髓前方压迫解除
a.T$_1$ 像；b.T$_2$ 像

【颈椎病单元——术后康复和功能锻炼】

1．术后 2 周至 6 个月促进神经功能恢复的重要时期，告知可行运动治疗、物理治疗、药物治疗及高压氧治疗。

2．术后 12 周复查 CT 愈合良好后去除颈托就可开始颈部活动的锻炼。练习颈部活动时应该遵循循序渐进的原则，练习颈部前屈、后伸、左右旋转活动，同时进行项背肌肉"抗阻等长收缩"锻炼。

3．肩关节肌肉及活动度练习，术后出院可开始进行，防止肌肉萎缩、关节僵硬。

4．四肢功能锻炼：加强四肢各个肌群的肌肉力量训练，可行器械抗阻肌力训练。双手可进行精细功能训练，同时训练生活日常动作以早日恢复日常生活能力。

第十四节　脊髓型颈椎病（C$_{3\sim4}$、C$_{5\sim6}$，颈前入路杂交手术）

【病历资料】

1．病史简介　患者中年男性，42 岁，双手麻木 6 个月，双下肢无力 4 个月。

2．查体　神清，颈软，四肢活动正常，肌力及肌张力正常。双手及双足浅感觉减退，双膝踝反射正常，双侧巴宾斯基征阴性。

3. 辅助检查　颈椎 CT 示颈椎反弓，$C_{3\sim4}$ 及 $C_{5\sim6}$ 椎间盘突出伴骨赘形成（图 4-14-1）。

4. 术前诊断　脊髓型颈椎病、颈椎间盘突出（$C_{3\sim4}/C_{5\sim6}$）。

经过评估后入组颈椎病单元。

【颈椎病单元——术前评估及宣教】

（一）术前宣教

戒烟戒酒，选取合适大小的颈托并指导手术前气管推移训练、呼吸功能训练、咳嗽功能锻炼及侧身起卧动作练习。

（二）术前评估及临床决策

手术前根据病史、症状、体征及影像进行病例讨论，患者诊断为颈椎间盘突出、脊髓型颈椎病。双手及双足麻木等神经症状考虑与压迫脊髓相关。需手术节段非相邻节段，中间存在一个正常椎间盘，因此不考虑使用两个节段融合，因为这会加重中间椎间盘的负荷，加重退变，因此使用融合手术及非融合手术的杂交手术方式。手术在保留部分颈椎活动度的同时提供了足够的稳定性，因此手术方式决定为颈前入路椎间盘切除 + DCI 置入术 + 椎体间融合术（杂交手术）。

（三）术前准备

预估手术时间为 3 小时，出血量约 100ml，给予手术中备血 1 个单位。评估感染风险，选用第二代头孢类抗生素头孢呋辛预防感染，术中使用皮质醇激素甲泼尼龙减轻水肿。手术前一天进行手术区域（颈部）备皮，抗生素皮试，抽血做手术配血，护士告知禁食、禁水时间及需要准备哪些手术后护理用物。

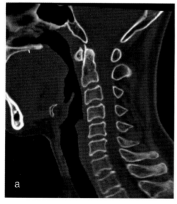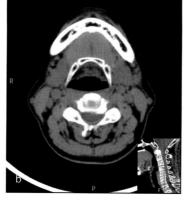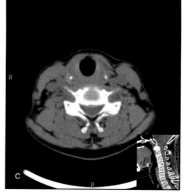

图 4-14-1　术前颈椎 CT 示颈椎曲度变直，颈椎间盘突出伴骨赘形成
a. 矢状位；b.$C_{3\sim4}$ 轴位；c.$C_{5\sim6}$ 轴位

【颈椎病单元——手术评估及实施】

（一）手术评估

患者颈椎间盘突出、脊髓型颈椎病，手术方案拟订为颈前入路椎间盘切除 +DCI 置入 + 椎体间融合术，向患者家属及患者交代手术方式及风险。包括：①吞咽困难，损伤食管、气管等周围的结构，术中出血、感染、脊髓及神经损伤，血肿压迫呼吸困难，内固定移位植骨融合失败，内固定移位或断裂需二次手术等；②告知患者手术后需要在 ICU 拔管及麻醉复苏约 2 小时，拔管后会拍摄 CT 转回普通病房；③告知患者术后肢体麻木及颈部疼痛情况会有所好转；④告知患者手术时间约为 2.5 小时，术中出血约 150ml。患者术前情绪稳定，血压稳定，戴颈托由护士负责接入手术室。

（二）颈前入路杂交手术

前入路手术在全身麻醉下顺利进行，然后自气管食管鞘及颈内动静脉鞘之间的自然间隙达到椎体前方。去除椎间盘及增生的骨赘，使用 DCI 置入 $C_{3\sim4}$ 椎间隙，使用自体骨及人工骨放入融合器内置入 $C_{5\sim6}$ 椎间隙，椎体表面骨赘需要咬除，使用钛板更加伏贴于椎体，固定完毕后置入皮下引流管一枚。手术中出血约 100ml，手术麻醉顺利送入 ICU。

【颈椎病单元——术后评估及出院指导】

（一）术后评估

术后 1 小时在 ICU 查体：四肢活动好。声音无嘶哑，呛咳好，予以拔除气管插管。观察 30 分钟无憋气及四肢无力的情况后转回普通病房。

（二）恢复情况

1. 术后当天即术后 5 小时后恢复饮食，患者未诉吞咽不适。

2. 术后 8 小时在颈托保护下坐起，术后 12 小时将床摇起，无头晕等不适。

3. 术后第 1 天引流液 20ml，给予拔除引流管，嘱在颈托保护下下床锻炼。卧床时加强四肢活动避免静脉血栓。

4. 术后第 2 天手术切口无渗液，无肿胀，患者未诉憋气、四肢无力，诉肢体感觉及力量较术前好转。鼓励在床上进行四肢屈伸、抬举四肢及活动关节等练习，以促进肌力恢复。

5. 术后第 3 天准予出院，嘱出院复查及功能锻炼等事项。

6. 术后复查：复查颈椎 CT（图 4-14-2）及三维重建（图 4-14-3）提示颈椎曲度良好，

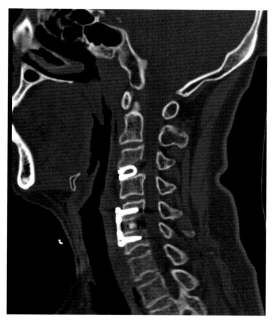

图 4-14-2　复查矢状位 CT 示置入物位置良好

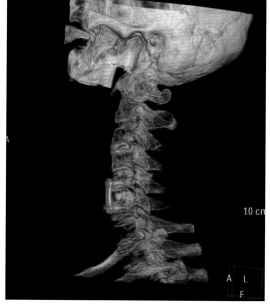

图 4-14-3　复查 CT 三维重建

置入物位置良好。复查颈椎 MRI 示脊髓压迫解除（图 4-14-4）。术后 3 个月后我院复查肢体麻木无力感消失，行走正常。复查 MRI 未见脊髓及神经根压迫（图 4-14-5）。复查 CT 示内固定物位置良好，颈椎曲度良好（图 4-14-6）。

（三）出院指导

1. 出院后社区医院隔日换药，保持手术切口干燥，术后 1 周伤口愈合良好。

2. 手术后佩戴颈托 10 ～ 12 周，禁止颈部过度活动及外伤。除卧床期间，需要佩戴颈托 24 小时。

3. 出院后加强康复锻炼及功能锻炼。

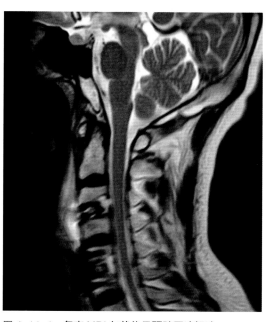

图 4-14-4　复查 MRI 矢状位示颈髓压迫解除

4. 戒烟戒酒，忌辛辣刺激食物，加强膳食营养，保证每日蛋白质摄入。

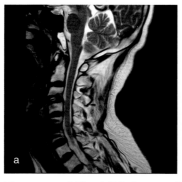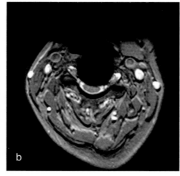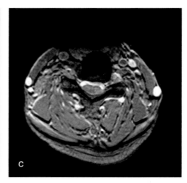

图 4-14-5　术后 3 个月复查 MRI 示脊髓压迫解除
a. 矢状位；b.$C_{3 \sim 4}$ 轴位；c.$C_{5 \sim 6}$ 轴位

【颈椎病单元——术后康复和功能锻炼】

1. 术后 2 周至 6 个月是促进神经功能恢复的重要时期，告知可行运动治疗、物理治疗、药物治疗及高压氧治疗。

2. 术后 12 周后去除颈托就可开始颈部活动的锻炼。练习颈部活动时应该遵循循序渐进的原则，练习颈部前屈、后伸、左右旋转活动，同时进行项背肌肉"抗阻等长收缩"锻炼。

3. 肩关节肌肉及活动度练习，术后出院可开始进行，防止肌肉萎缩、关节僵硬。

4. 四肢功能锻炼：加强四肢各个肌群的肌肉力量训练,可行器械抗阻肌力训练。

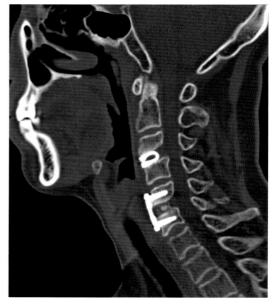

图 4-14-6　术后 3 个月复查矢状位 CT 示置入物位置良好，颈椎曲度良好

双手可进行精细功能训练，同时训练生活日常动作以早日恢复日常生活能力。

第十五节　脊髓型颈椎病（$C_{5 \sim 6}$，DCI 手术）

【病历资料】

1. 病史简介　患者中年女性，48 岁，右侧肢体麻木 1 个月。

2. 查体　神清，四肢活动正常，肌力正常，右侧肢体浅感觉减退。四肢腱反射正常，双 Hoffmann 征阴性，双侧巴宾斯基征阳性。

3. 辅助检查 颈椎 CT 示颈椎曲度变直，$C_{5\sim6}$ 椎间盘突出，骨赘形成（图 4-15-1）。

4. 术前诊断 颈椎间盘突出（$C_{5\sim6}$）、脊髓型颈椎病、肝硬化。

经过评估后入组颈椎病单元。

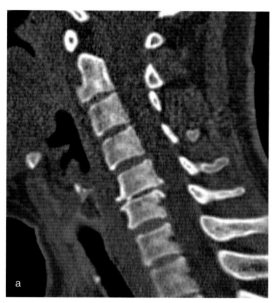 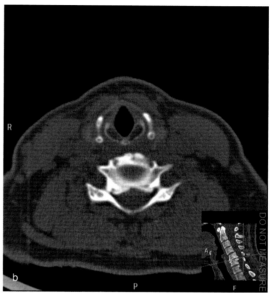

图 4-15-1 颈椎 CT 示颈椎变直，$C_{5\sim6}$ 椎间盘突出，骨赘形成
a. 矢状位；b. 轴位

【颈椎病单元——术前评估及宣教】

（一）术前宣教

选取合适大小的颈托并指导手术前气管推移训练、呼吸功能训练、咳嗽功能锻炼及侧身起卧动作练习。

（二）术前评估及临床决策

手术前根据病史、症状、体征及影像进行病例讨论，患者诊断为颈椎间盘突出，右侧脊髓受压较重。右侧肢体麻木等神经症状考虑与前方压迫脊髓相关。手术需要在减压充分的同时维持颈椎活动度，患者基础病存在肝硬化，为减少手术时间及减少出血量，因此手术尽可能采取简单易行的手术方式。最终手术方式决定为颈前入路椎间盘切除＋DCI 置入术。

（三）术前准备

预估手术时间为 1.5 小时，出血量约 80ml，给予手术中备血 1 个单位。评估感染风险，选用第二代头孢类抗生素头孢呋辛预防感染，术中使用皮质醇激素甲泼尼龙减轻水肿。

手术前一天进行手术区域（颈部）备皮，抗生素皮试，抽血做手术配血，护士告知禁食、禁水时间及需要准备哪些手术后护理用物。

【颈椎病单元——手术评估及实施】

（一）手术评估

患者脊髓型颈椎病，手术方案拟订为颈前入路椎间盘切除+DCI置入术，向患者家属及患者交代手术方式及风险。包括：①麻醉药物导致肝功能异常甚至衰竭，吞咽困难，损伤食管、气管等周围的结构，术中出血、感染、脊髓及神经损伤，血肿压迫呼吸困难，内固定移位或断裂需二次手术等。②告知患者手术后需要在ICU拔管及麻醉复苏约2小时，拔管后会拍摄CT转回普通病房。③告知患者术后肢体麻木及颈部疼痛情况会有所好转。④手术时间较短，手术出血较少，术后如无不良反应，可早日出院，患者术前情绪稳定，戴颈托由护士负责接入手术室。

（二）DCI手术

前入路手术在全身麻醉下顺利进行，然后自气管食管鞘及颈内动静脉鞘之间的自然间隙到达椎体前方。去除椎间盘及增生的骨赘，对右侧骨赘及椎间盘充分减压后将终板软骨处理完毕后，使用合适大小的DCI置入椎间隙，固定完毕后置入皮下引流管一枚。手术中出血约90ml，手术麻醉顺利送入ICU。

【颈椎病单元——术后评估及出院指导】

（一）术后评估

术后1小时在ICU查体：四肢活动好。声音无嘶哑，呛咳好，予以拔除气管插管。复查肝功能及凝血功能未见明确异常，观察30分钟无憋气及四肢无力的情况后转回普通病房。

（二）恢复情况

1. 术后当天即术后5小时后恢复饮食，患者未诉吞咽不适。
2. 术后8小时在颈托保护下坐起，术后12小时将床摇起，无头晕等不适。
3. 术后第1天引流液10ml，给予拔除引流管，嘱在颈托保护下下床锻炼。给予查肝功能，给予保肝药物治疗。
4. 术后第2天手术切口无渗液，无肿胀，患者未诉憋气、四肢无力，诉肢体感觉及力量较术前好转。鼓励在床上进行四肢屈伸、抬举四肢及活动关节等练习，以促进肌力恢复。

5．术后第 3 天准予出院，嘱出院复查及功能锻炼等事项。

6．术后复查：出院当天门诊复查颈椎 CT 示置入物位置良好（图 4-15-2），复查颈椎 MRI 示脊髓压迫解除（4-15-3）。

（三）出院指导

1．出院后社区医院隔日换药，保持手术切口干燥，术后 1 周伤口愈合良好。

2．手术后佩戴颈托 6 ～ 8 周，禁止颈部过度活动及外伤。除卧床期间，需要佩戴颈托 24 小时。

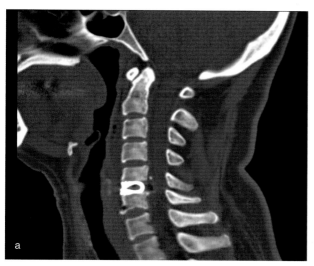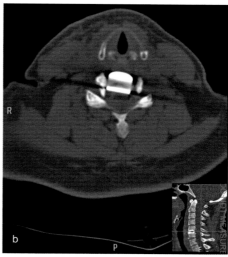

图 4-15-2　颈椎 CT 示置入物位置良好
a. 轴位 ；b. 矢状位

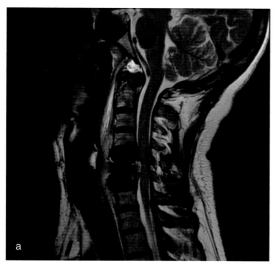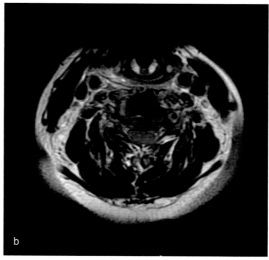

图 4-15-3　术后复查 MRI 示脊髓压迫解除
a. 矢状位 ；b. 轴位

出院后加强康复锻炼及功能锻炼。定期检测肝功能，加强膳食营养，保证每日蛋白质摄入。

【颈椎病单元——术后康复和功能锻炼】

1. 术后 6 个月是进行神经功能恢复的重要时期，告知可进行运动康复治疗、物理治疗、神经营养药物治疗及高压氧治疗。

2. 术后 8 周后去除颈托就可开始颈部活动的锻炼。练习颈部活动时应该遵循循序渐进的原则，练习颈部前屈、后伸、左右旋转活动。同时进行项背肌肉"抗阻等长收缩"锻炼。

3. 肩关节肌肉及活动度练习，术后出院可开始进行，防止肌肉萎缩、关节僵硬。

4. 四肢功能锻炼：加强四肢各个肌群的肌肉力量训练，可行器械抗阻肌力训练。双手可进行精细功能训练，同时训练生活日常动作以早日恢复日常生活能力。

第十六节　神经根型颈椎病（$C_{6\sim7}$，右侧 Key-Hole 术）

【病历资料】

1. 病史简介　患者老年男性，60 岁，右肩部、右上肢酸痛 2 年，右手指麻木 2 周。

2. 查体　颈软，无抵抗，右手示指痛触觉减退，余肢体深、浅感觉基本正常，右侧肱三头肌、胸大肌萎缩，四肢肌力基本正常，病理征未引出。

3. 辅助检查　颈椎 MRI 提示 $C_{6\sim7}$ 椎间盘向右侧椎间孔突出，压迫右侧神经根（图 4-16-1）。

4. 术前诊断　神经根型颈椎病、颈椎间盘突出（$C_{6\sim7}$）。

经过评估后入组颈椎病单元。

【颈椎病单元——术前评估及宣教】

（一）术前宣教

选取合适大小的颈托并指导呼吸功能训练、咳嗽功能锻炼及侧身起卧动作练习。

（二）术前评估及临床决策

手术前根据病史、症状、体征及影像进行病例讨论，患者诊断为神经根型颈椎病，右侧 $C_{6\sim7}$ 神经根受压。右上肢疼痛麻木无力等神经症状考虑与神经根被压迫相关。手术需要在减压充分的同时维持脊柱稳定性，因此手术方式决定为 $C_{6\sim7}$ 右侧 Key-Hole 术。

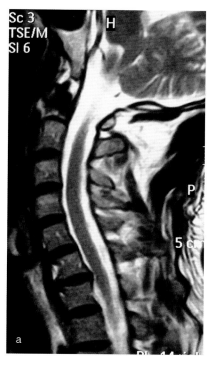
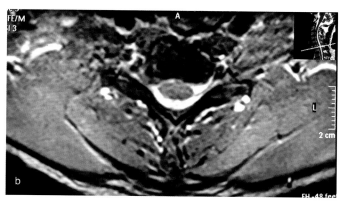

图 4-16-1 术前 MRI 示 $C_{6\sim7}$ 椎间盘向右侧椎间孔突出，压迫右侧神经根

a. 矢状位；b. 轴位

（三）术前准备

预估手术时间约为 2.5 小时，出血量约 200ml，给予手术中备血 1 个单位。评估感染风险，选用第二代头孢类抗生素头孢呋辛预防感染，术中使用皮质醇激素甲泼尼龙减轻神经根水肿。手术前一天进行手术区域（枕颈部）备皮，需剃头。做抗生素皮试，抽血做手术配血，护士告知禁食、禁水时间及需要准备哪些手术后护理用物。

【颈椎病单元——手术评估及实施】

（一）手术评估

患者神经根型颈椎病，手术方案拟订为颈后入路 C_{6-7} 右侧 Key-Hole 术，向患者家属及患者交代手术方式及风险。包括：①术中出血、感染、椎动脉损伤、大出血、脊髓及神经损伤，四肢感觉运动障碍等情况可能会改变手术方式；②告知患者手术后需要在 ICU 拔管及麻醉复苏约 2 小时，拔管后会拍摄 CT 转回普通病房；③告知患者术后肢体麻木及颈部疼痛情况会有所好转；④术后稳定性较好，可较早下床活动，患者术前情绪稳定，戴颈托由护士负责接入手术室。

（二）右侧 Key-Hole 术

后入路手术在全身麻醉下顺利进行，术中仅剥离右侧椎旁肌肉，减轻对颈椎稳定性的破坏及减少创面出血。使用 Key-Hole 骨窗显露 $C_{6\sim7}$ 右侧椎间孔，使用超声骨刀磨除增生骨质，神经根保护完好，神经根外铺免缝合人工硬膜，预防脑脊液漏。手术中出血约 50ml，手术麻醉顺利送入 ICU。

【颈椎病单元——术后评估及出院指导】

（一）术后评估

术后 1 小时在 ICU 查体：四肢活动好，呛咳有力，予以拔除气管插管。观察 30 分钟无四肢无力及麻木的情况后转回普通病房。

（二）恢复情况

1．术后当天即术后 5 小时后恢复饮食，患者未诉不适。

2．术后 8 小时在颈托保护下坐起，术后 12 小时将床摇起，无头晕等不适。

3．术后第 1 天嘱在颈托保护下下床锻炼。术后换药，切口内无波动感及切口肿胀可以不行颈部 B 超检查。

4．术后第 2 天手术切口无渗液，无肿胀，患者未诉四肢无力，诉右侧肢体感觉较术前好转。鼓励在床上进行四肢屈伸、抬举四肢及活动关节等练习，以促进肌力恢复。

5．术后第 3 天准予出院，嘱出院复查及功能锻炼等事项。

6．术后复查：出院复查颈椎 MRI 示 $C_{6\sim7}$ 脊髓前方压迫彻底解除（图 4-16-2），复查 CT 示 $C_{6\sim7}$ 右侧椎间孔充分减压，突出椎间盘已去除（图 4-16-3），三维 CT 可见 $C_{6\sim7}$ 右侧骨窗，侧块关节保护完好（图 4-16-4）。

（三）出院指导

1．出院后社区医院隔日换药，术后 8 天伤口愈合良好拆线。

2．手术后佩戴颈托 6～8 周，禁止颈部过度活动及外伤。除卧床期间，需要佩戴颈托 24 小时。

3．出院后加强康复锻炼及功能锻炼。

【颈椎病单元——术后康复和功能锻炼】

1．术后 2 周至 6 个月是促进神经功能恢复的重要时期，告知患者手术区域对稳定性影响小，可较早地进行运动治疗、物理治疗、药物治疗及高压氧治疗。

2．术后 4～6 周后去除颈托就可开始颈部活动的锻炼。练习颈部活动时应该遵循循序渐进的原则，练习颈部前屈、后伸、左右旋转活动，同时进行项背肌肉"抗阻等长收缩"锻炼。

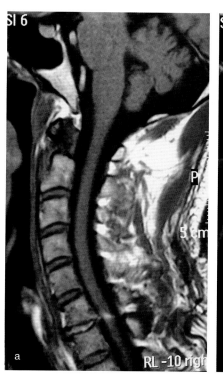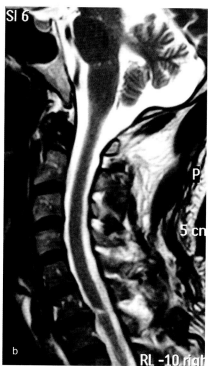

图 4-16-2　复查 MRI 示 $C_{6\sim7}$ 脊髓前方压迫彻底解除
a.T_1 像；b.T_2 像

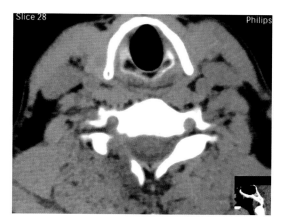

图 4-16-3　术后轴位 CT 示椎间孔减压充分

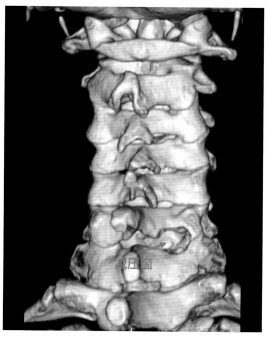

图 4-16-4　术后复查三维 CT 示减压充分，侧块保护完好

3. 肩关节肌肉及活动度练习，术后出院可开始进行，防止肌肉萎缩、关节僵硬。

4. 四肢功能锻炼：加强四肢各个肌群的肌肉力量训练，可行器械抗阻肌力训练。双手可进行精细功能训练，同时训练生活日常动作以早日恢复日常生活能力。

第十七节　脊髓型颈椎病（$C_{5\sim6}$、$C_{6\sim7}$，ACDF）

【病历资料】

1. 病史简介　患者中老年男性，56岁，双上肢无力3年，双上肢疼痛2年。

2. 查体　神清，颈软，无抵抗，四肢活动正常，肌力及肌张力正常，双上肢上举后稍无力。双上肢及左手感觉减退，余感觉无明显异常。双膝踝反射正常，双侧巴宾斯基征阴性。

3. 辅助检查　颈椎MRI示颈椎曲度变直，$C_{5\sim6}$、$C_{6\sim7}$椎间盘突出，后方脊髓受压（图4-17-1）。颈椎CT示颈椎曲度变直，骨赘形成（图4-17-2）。

4. 术前诊断　脊髓型颈椎病、颈椎间盘突出（$C_{5\sim6}$、$C_{6\sim7}$）。

经过评估后入组颈椎病单元。

【颈椎病单元——术前评估及宣教】

（一）术前宣教

术前戒烟至少1个月。选取合适大小的颈托并指导手术前气管推移训练、呼吸功能训练、咳嗽功能锻炼及侧身起卧动作练习。

（二）术前评估及临床决策

手术前根据病史、症状、体征及影像进行病例讨论，患者诊断为颈椎间盘突出，脊髓

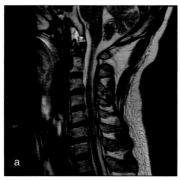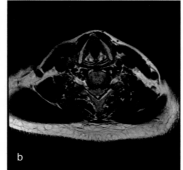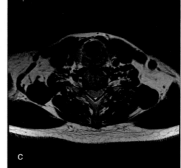

图4-17-1　术前颈椎MRI示$C_{5\sim6}$、$C_{6\sim7}$椎间盘突出压迫脊髓
a. 矢状位；b.$C_{5\sim6}$轴位；c.$C_{6\sim7}$轴位

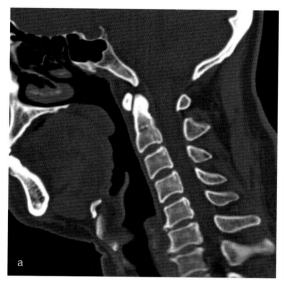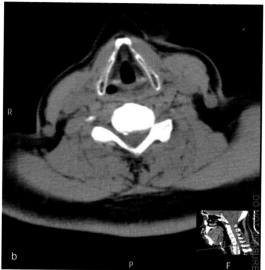

图 4-17-2　术前颈椎骨窗 CT 示颈椎反弓，骨赘形成
a. 矢状位；b.C$_{5\sim6}$轴位

受压，颈椎曲度变直。双上肢无力、麻木及疼痛等神经症状考虑与前方压迫脊髓相关。患者连续 2 个节段的椎间盘退变，并且患者颈椎曲度不好，需要使用前入路融合提供稳定性并改变颈椎曲度，因此手术方式决定为颈前入路椎间盘切除 + 椎体间融合术（ACDF）。

（三）术前准备

预估手术时间为 2 小时，出血量约 100ml，给予手术中备血 1 个单位。评估感染风险，选用第二代头孢类抗生素头孢呋辛预防感染，术中使用皮质醇激素甲泼尼龙减轻水肿。手术前一天进行手术区域（颈部）备皮，抗生素皮试，抽血做手术配血，护士告知禁食、禁水时间及需要准备哪些手术后护理用物。

【颈椎病单元——手术评估及实施】

（一）手术评估

患者脊髓型颈椎病，手术方案拟订为颈前入路椎间盘切除 + 椎体间融合术，向患者家属及患者交代手术方式及风险。包括：①吞咽困难，损伤食管、气管等周围的结构，术中出血，感染，脊髓及神经损伤，血肿压迫呼吸困难，内固定移位植骨融合失败，术后高血压难以控制等；②告知患者手术后需要在 ICU 拔管及麻醉复苏约 2 小时，拔管后会拍摄 CT 转回普通病房；③告知患者术后肢体麻木及颈部疼痛情况会有所好转，患者术前情绪稳定，血压稳定，手术当天晨起用一小口水将降压药送服。戴颈托由护士负责接入手术室。

（二）ACDF

前入路手术在全身麻醉下顺利进行，然后自气管食管鞘及颈内动静脉鞘之间的自然间隙达到椎体前方。去除椎间盘及增生的骨赘，保护硬膜完整，使用自体骨及人工骨放入融合器内置入椎间隙，将椎体前方骨赘使用咬骨钳咬除，前入路使用钛板固定，固定完毕后置入皮下引流管一枚，手术中出血约 100ml，手术麻醉顺利送入 ICU。

【颈椎病单元——术后评估及出院指导】

（一）术后评估

术后 1 小时在 ICU 查体：四肢活动好。呛咳好，予以拔除气管插管。观察 30 分钟无憋气及四肢无力的情况后转回普通病房。

（二）恢复情况

1．术后当天即术后 5 小时后恢复饮食，患者未诉吞咽不适。

2．术后 8 小时在颈托保护下坐起，术后 12 小时将床摇起，无头晕等不适。

3．术后第 1 天引流液 15ml，给予拔除引流管，术后监测晨起空腹及三餐餐后 2 小时血糖，每日监测血压，降压及降糖药应用，嘱在颈托保护下下床锻炼。

4．术后第 2 天手术切口无渗液，无肿胀，患者未诉憋气、四肢无力，诉肢体感觉及力量较术前好转。鼓励在床上进行四肢屈伸、抬举四肢及活动关节等练习，以促进肌力恢复。

5．术后第 3 天准予出院，嘱出院复查及功能锻炼等事项。

6．术后复查：出院当天复查颈椎 CT 示颈椎曲度恢复正常，置入物位置良好（图 4-17-3），复查颈椎 MRI 示脊髓压迫解除（图 4-17-4）。

（三）出院指导

1．出院后社区医院隔日换药，保持手术切口干燥，术后 1 周伤口愈合良好。

2．手术后佩戴颈托 6～8 周，禁止颈部过度活动及外伤。除卧床期间，需要佩戴颈托 24 小时。

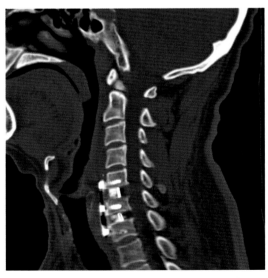

图 4-17-3　术后 CT 示颈椎曲度恢复良好，融合器位置良好

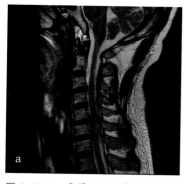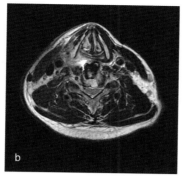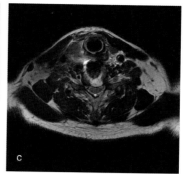

图 4-17-4　术后 MRI 示脊髓压迫解除
a. 矢状位；b.C$_{5\sim6}$轴位；c.C$_{6\sim7}$轴位

3．出院后加强康复锻炼及功能锻炼。

4．戒烟，忌辛辣刺激食物，加强蛋白质摄入。

【颈椎病单元——术后康复和功能锻炼】

1．术后 2 周至 6 个月是促进神经功能恢复的重要时期，告知可行运动治疗、物理治疗、药物治疗及高压氧治疗。

2．术后 12 周后去除颈托就可开始颈部活动的锻炼。练习颈部活动时应该遵循循序渐进的原则，练习颈部前屈、后伸、左右旋转活动，同时进行项背肌肉"抗阻等长收缩"锻炼。

3．肩关节肌肉及活动度练习，术后出院可开始进行，防止肌肉萎缩、关节僵硬。

4．四肢功能锻炼：加强四肢各个肌群的肌肉力量训练，可行器械抗阻肌力训练。双手可进行精细功能训练，同时训练生活日常动作以早日恢复日常生活能力。

第十八节　颈椎管狭窄（颈前、后路联合手术）

【病历资料】

1．病史简介　患者老年男性，63 岁，颈肩部酸痛 10 年余，双上肢麻木、肌力减退 1 周。

2．查体　神清，颈软，左上肢肌力Ⅳ级，双上肢近端肢体肌力Ⅳ级，远端肢体肌力Ⅲ级，双下肢近端肢体肌力Ⅴ级，远端肢体肌力Ⅳ级，右侧肢体远端较左侧稍差，肌张力正常。双上肢麻木，余感觉无明显异常。右侧巴宾斯基征阳性，左侧巴宾斯基征弱阳性。

3．辅助检查　CT 检查提示：颈椎骨质增生（图 4-18-1），C$_{3\sim4}$、C$_{4\sim5}$、C$_{5\sim6}$、C$_{6\sim7}$椎间盘突出，C$_{3\sim4}$、C$_{6\sim7}$节段椎管狭窄（图 4-18-2）

4．术前诊断　颈椎病、颈椎管狭窄、颈椎间盘突出、高血压。

113

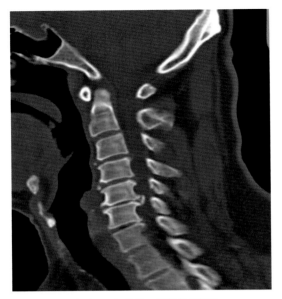

图 4-18-1　术前 CT 矢状位示颈椎骨质增生

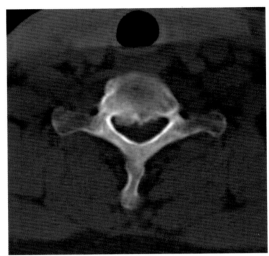

图 4-18-2　术前 CT 轴位示椎管前后径变小

经过评估后入组颈椎病单元。

【颈椎病单元——术前评估及宣教】

（一）术前宣教

戒烟，继续口服原有降压药物，选取合适大小的颈托并指导呼吸功能训练、咳嗽功能锻炼及侧身起卧动作练习。

（二）术前评估及临床决策

手术前根据病史、症状、体征及影像进行病例讨论，患者诊断为颈椎病、颈椎间盘突出、颈椎管狭窄。四肢无力及麻木等神经症状考虑与颈椎管狭窄脊髓被压迫相关。手术需要在减压充分的同时维持脊柱稳定性，因此手术方式决定为一期行颈后入路椎管扩大成形术，术后根据前方减压情况评估神经恢复情况以及影像上的恢复情况决定是否行二期，颈前入路手术治疗。一期手术后 $C_{5\sim7}$ 前方的压迫仍存在，因此二期行 $C_{5\sim7}$，ACDF。

（三）术前准备

一期预估时间约为 3 小时，出血量约 300ml，给予手术中备血 2 个单位，二期预估时间约为 2.5 小时，出血量约 100ml，给予手术中备血 1 个单位。评估感染风险，选用第二代头孢类抗生素头孢呋辛预防感染，术中使用皮质醇激素甲泼尼龙减轻水肿。手术前一天进行手术区域（枕颈部）备皮，需剃头。抗生素皮试，抽血做手术配血，护士告知禁食、禁水时间及需要准备哪些手术后护理用物。

【颈椎病单元——手术评估及实施】

（一）手术评估

患者颈椎病、颈椎管狭窄、颈椎间盘突出，一期行颈后入路椎管扩大成形术，二期行 $C_{5 \sim 7}$，ACDF。向患者家属及患者交代手术方式及风险。一期手术风险包括：术中出血，感染，椎动脉损伤，大出血，脊髓及神经损伤，连接板松动、断裂，门轴侧断裂可能需要固定，开门侧可能关闭需要再次手术治疗，四肢感觉运动障碍等。二期手术风险包括：①吞咽困难，损伤食管、气管等周围的结构，术中出血，感染，脊髓及神经损伤，血肿压迫呼吸困难，内固定移位植骨融合失败，术后高血压难以控制等；②告知患者手术后需要在 ICU 拔管及麻醉复苏约 3 小时，拔管后会拍摄 CT 转回普通病房。因为明确告知患者一期手术术后神经症状可能不能全部恢复，患者术前情绪稳定，戴颈托由护士负责接入手术室。二期手术患者亦有心理准备，配合手术治疗。

（二）颈后入路椎管扩大成形术

后入路手术在全身麻醉下顺利进行，显露 $C_{2 \sim 7}$ 棘突及两侧椎板、侧块，磨除 $C_{3 \sim 6}$ 右侧椎板外板，磨断左侧椎板内板及外板并向右翘起，硬膜膨隆保护完好，用 4 枚椎板钛连接片及钛钉支撑固定于左侧椎板及侧块上，右侧磨除外板处植自体骨。手术中出血约 350ml，自体血回输 150ml，放置引流管 1 根，手术麻醉顺利送入 ICU。

（三）颈前入路椎间盘切除 + 椎体间融合术（ACDF）

前入路手术在全身麻醉下顺利进行，然后自气管食管鞘及颈内动静脉鞘之间的自然间隙到达椎体前方。去除椎间盘及增生的骨赘，保护硬膜完整，使用自体骨及人工骨放入融合器内置入椎间隙，前入路使用钛板固定，固定完毕后置入皮下引流管一枚。手术中出血约 100ml，手术麻醉顺利送入 ICU。

【颈椎病单元——术后评估及出院指导】

（一）术后评估

一期手术术后 2.5 小时在 ICU 查体：四肢活动好，呛咳有力，予以拔除气管插管。观察 30 分钟无四肢无力及麻木的情况后转回普通病房。

二期手术术后 1.5 小时在 ICU 查体：四肢活动好。呛咳好，予以拔除气管插管。观察 30 分钟无憋气及四肢无力的情况后转回普通病房。

（二）恢复情况

术后复查：一期手术术后仍有右侧肢体的无力，颈椎 MRI 示 $C_{3\sim6}$ 减压满意，脊髓后方压迫解除，前方 $C_{5\sim7}$ 仍存在压迫（图 4-18-3），CT 示颈椎生理曲度良好，椎管扩大明显（图 4-18-4），椎板钛连接片位置良好（图 4-18-5）。二期术后 3 个月步行来我院，自诉肢体麻木、无力症状较前好转，复查颈椎 MRI 示脊髓形态良好，脊髓前方压迫解除（图 4-18-6），行颈椎 CT 示椎体间融合器位置良好（图 4-18-7，图 4-18-8）。

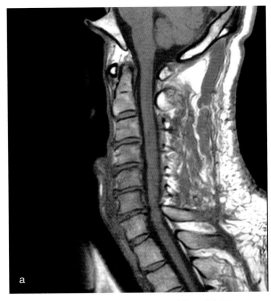
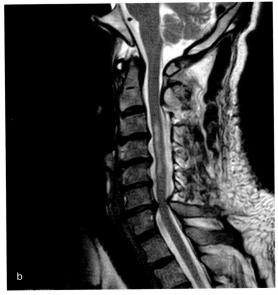

图 4-18-3　一期术后 MRI 示脊髓后方压迫解除
a.T_1 像；b.T_2 像

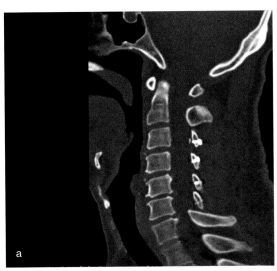
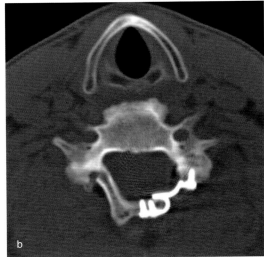

图 4-18-4　一期术后颈椎 CT 示颈椎生理曲度良好，椎管充分扩大
a. 矢状位；b. 轴位

（三）出院指导

1. 出院后社区医院隔日换药，保持切口干燥，术后 9 天伤口愈合良好拆线。

2. 手术后佩戴颈托 10 ～ 12 周，禁止颈部过度活动及外伤。除卧床期间，需要佩戴颈托 24 小时。

3. 出院后加强康复锻炼及功能锻炼。

【颈椎病单元——术后康复和功能锻炼】

1. 术后 2 周至 6 个月是促进神经功能恢复的重要时期，告知可行运动治疗、物理治疗、药物治疗及高压氧治疗。

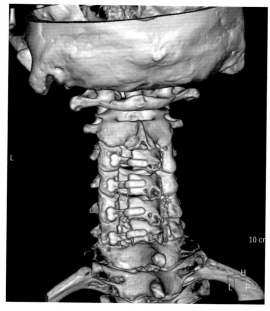

图 4-18-5　一期术后三维重建示椎板钛连接片位置良好

2. 术后 12 周后去除颈托就可开始颈部活动的锻炼。练习颈部活动时应该遵循循序渐进的原则，练习颈部前屈、后伸、左右旋转活动，同时进行项背肌肉"抗阻等长收缩"锻炼。

3. 肩关节肌肉及活动度练习，术后出院可开始进行，防止肌肉萎缩、关节僵硬。

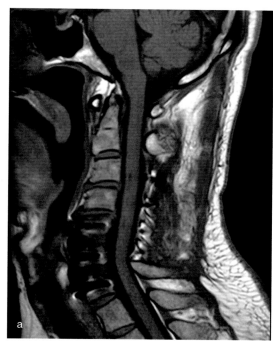
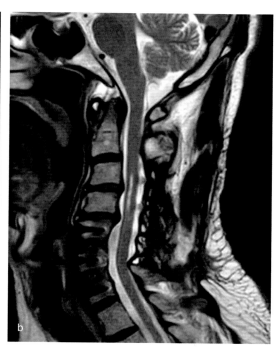

图 4-18-6　术后 3 个月颈椎 MRI 示脊髓后方压迫解除
a. T_1 像；b. T_2 像

4. 四肢功能锻炼：加强四肢各个肌群的肌肉力量训练，可行器械抗阻肌力训练。双手可进行精细功能训练，同时训练生活日常动作以早日恢复日常生活能力。

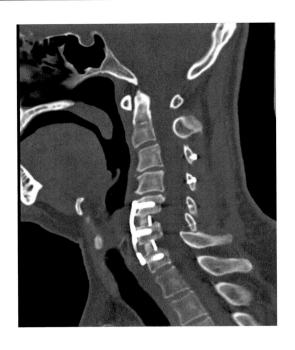

图 4-18-7　术后 3 个月 CT 示椎体间融合器位置良好

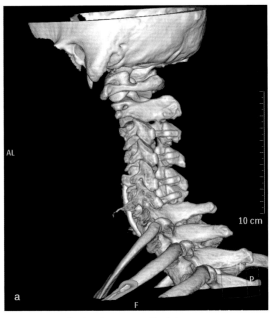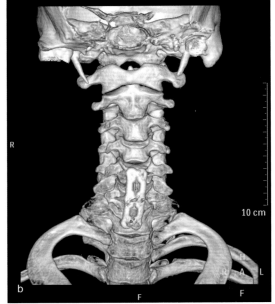

图 4-18-8　术后 3 个月 CT 三维重建
a. 侧方；b. 正前方

第十九节　颈椎管狭窄（$C_{3\sim4}$、$C_{4\sim5}$、$C_{5\sim6}$，ACDF）

【病历资料】

1. 病史简介　患者中年男性，46 岁，右手麻木伴右手无力 2 个月。

2. 查体　神清，颈软，无抵抗，右上肢肌力Ⅳ级，肌容积减小，余肢体肌力肌张力正常，右上肢浅感觉减退，生理反射存在，双侧巴宾斯基征阴性。

3. 辅助检查　术前颈椎 CT 示颈椎后凸畸形，颈椎管狭窄，$C_{3\sim4}$、$C_{4\sim5}$、$C_{5\sim6}$ 椎间盘突出，骨赘形成（图 4-19-1）。

4. 术前诊断　颈椎病、颈椎管狭窄、颈椎间盘突出（$C_{3\sim4}$、$C_{4\sim5}$、$C_{5\sim6}$）、糖尿病。

经过评估后入组颈椎病单元。

【颈椎病单元——术前评估及宣教】

（一）术前宣教

术前继续使用原有降糖药物并维持原用量至术前当晚。选取合适大小的颈托并指导手术前气管推移训练、呼吸功能训练、咳嗽功能锻炼及侧身起卧动作练习。

（二）术前评估及临床决策

手术前根据病史、症状、体征及影像进行病例讨论，患者诊断为颈椎病、颈椎管狭窄、

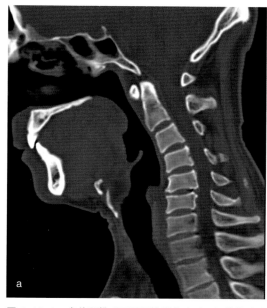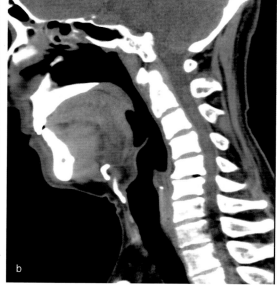

图 4-19-1　术前颈椎 CT 示颈椎后凸畸形，颈椎管狭窄，颈椎间盘突出
a. 骨窗；b. 软组织窗

颈椎间盘突出。患者右手麻木无力等神经症状考虑与颈椎间盘突出及颈椎后突压迫脊髓相关。手术需要在减压充分的同时恢复颈椎生理曲度，因此手术方式决定为颈前入路椎间盘切除＋椎体间融合术（ACDF）。

（三）术前准备

预估手术时间为 3 小时，出血量约 150ml，给予手术中备血 1 个单位。评估感染风险，选用第二代头孢类抗生素头孢呋辛预防感染，术中使用皮质醇激素甲泼尼龙减轻脊髓水肿。手术前一天进行手术区域（颈部）备皮，抗生素皮试，抽血做手术配血，护士告知禁食、禁水时间及需要准备哪些手术后护理用物。

【颈椎病单元——手术评估及实施】

（一）手术评估

患者脊髓型颈椎病，手术方案拟订为 $C_{3\sim4}$、$C_{4\sim5}$、$C_{5\sim6}$，ACDF，向患者家属及患者交代手术方式及风险。包括：①吞咽困难，损伤食管、气管等周围的结构，术中出血，感染，脊髓及神经损伤，血肿压迫呼吸困难，内固定移位植骨融合失败，术后血糖难以控制等；②告知患者手术后需要在 ICU 拔管及麻醉复苏约 2 小时，拔管后会拍摄 CT 转回普通病房；③告知患者术后肢体麻木及无力情况会有所好转；④术后需监测血糖及加强锻炼协助控制血糖；⑤手术固定节段多可出现钛钉移位或出现邻椎退变等并发症，术后需要严格佩戴颈托。患者术前情绪稳定，戴颈托由护士负责接入手术室。

（二）ACDF

前入路手术在全身麻醉下顺利进行，然后自气管食管鞘及颈内动静脉鞘之间的自然间隙到达椎体前方。去除椎间盘及增生的骨赘，使用自体骨及人工骨放入融合器内置入椎间隙，前入路使用钛板固定并使颈椎恢复正常前凸，固定完毕后置入皮下引流管一枚。手术中出血约 200ml，手术麻醉顺利送入 ICU。

【颈椎病单元——术后评估及出院指导】

（一）术后评估

术后 1.5 小时在 ICU 查体：四肢活动好。呛咳好，予以拔除气管插管。观察 30 分钟无憋气及四肢无力的情况后转回普通病房。

（二）恢复情况

1. 术后当天即术后 6 小时后恢复饮食，患者未诉吞咽不适。

2. 术后 8 小时在颈托保护下坐起，术后 12 小时将床摇起，无头晕等不适。

3. 术后第 1 天引流液 30ml，给予拔除引流管，恢复降糖药应用，嘱在颈托保护下下床锻炼。手术节段较多，给予颈部 B 超检查明确有无积液。

4. 术后第 2 天手术切口无渗液，无肿胀，患者未诉憋气、四肢无力，诉肢体感觉及力量较术前好转。鼓励在床上进行四肢屈伸、抬举四肢及活动关节等练习，以促进肌力恢复。

5. 术后第 3 天准予出院，嘱出院复查及功能锻炼等事项。

6. 术后复查：出院门诊复查颈椎 CT 示颈椎曲度恢复正常，置入物位置良好（图 4-19-2）。出院后 3 个月步行来院复查，颈椎 CT 示颈椎曲度良好，置入物位置良好（图 4-19-3），右上肢麻木无力感消失，行走正常。行颈椎 MRI 示硬膜压迫解除，颈椎生理曲度恢复（图 4-19-4）。

（三）出院指导

1. 出院后社区医院隔日换药，保持手术切口干燥，术后 1 周伤口愈合良好。

2. 术后严格佩戴颈托 12 周，禁止颈部过度活动及外伤。除卧床期间，需要佩戴颈托 24 小时。术后 3 周预约行颈椎 CT 检查明确颈椎融合情况及内固定位置。

3. 出院后加强康复锻炼及功能锻炼。

4. 继续服用原有降糖药物，严格控制血糖，注意蛋白质摄入。

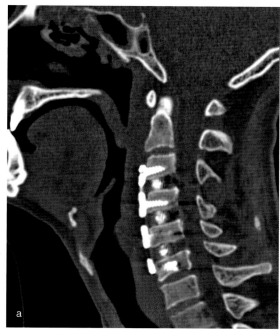
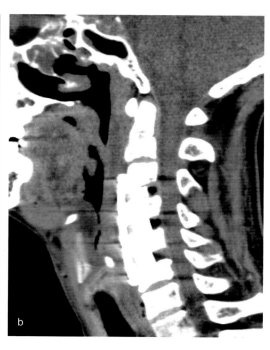

图 4-19-2　术后 CT 示颈椎曲度正常，融合器位置良好
a. 骨窗；b. 软组织窗

【颈椎病单元——术后康复和功能锻炼】

1．术后 2 周至 6 个月是促进神经功能恢复的重要时期,告知可行运动治疗、物理治疗、药物治疗及高压氧治疗。

2．术后 12 周去除颈托后就可开始颈部活动的锻炼。练习颈部活动时应该遵循循序渐进的原则,练习颈部前屈、后伸、左右旋转活动。同时进行项背肌肉"抗阻等长收缩"锻炼。加强肌肉力量的训练,减少颈椎负荷。

3．肩关节肌肉及活动度练习,术后出院可开始进行,防止肌肉萎缩、关节僵硬。

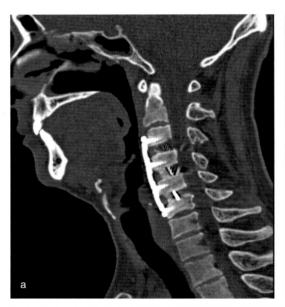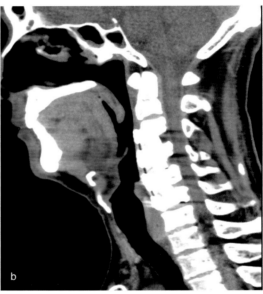

图 4-19-3　术后 3 个月 CT 示融合器位置良好,椎体间融合良好
a. 骨窗；b. 软组织窗

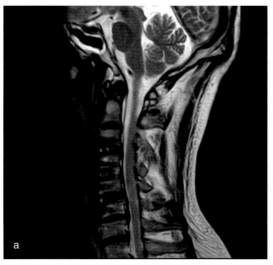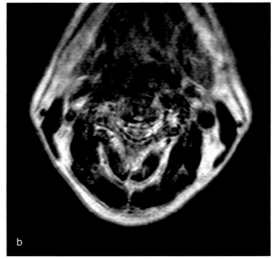

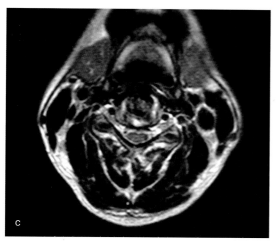
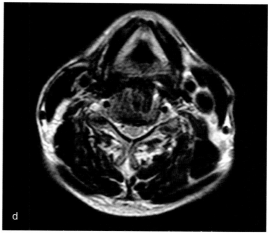

图 4-19-4 术后 3 个月颈 MRI 示硬膜压迫解除，颈椎生理曲度恢复
a. 矢状位；b.$C_{3～4}$ 轴位；c.$C_{4～5}$ 轴位；d.$C_{5～6}$ 轴位

4. 四肢功能锻炼：加强四肢各个肌群的肌肉力量训练，可行器械抗阻肌力训练。双手可进行精细功能训练，同时训练生活日常动作以早日恢复日常生活能力。

第二十节　颈椎管狭窄（$C_{4～5}$、$C_{5～6}$、$C_{6～7}$，ACDF）

【病历资料】

1. 病史简介　患者老年女性，68 岁，颈部疼痛 2 个月，加重伴右下肢麻木 1 月余。

2. 查体　神清，压颈试验阳性，左侧颈神经牵拉试验阳性。椎间孔挤压试验阳性，左上肢近端肌力 V 级，远端 IV 级，左下肢肌力 IV 级，右侧肢体肌力正常。右侧乳头水平以下感觉过敏，下肢较躯干症状稍轻，右上肢及左侧肢体正常。左侧肱二头肌、肱三头肌腱反射亢进，桡骨膜反射阳性，双侧膝反射亢进，左侧病理征阳性，右侧未引出。

3. 辅助检查　术前 MRI 示 $C_{4～5}$、$C_{5～6}$、$C_{6～7}$ 椎间盘突出，脊髓局部受压变性（图 4-20-1）。术前颈椎 CT 示颈椎后凸，颈椎管狭窄，骨赘形成（图 4-20-2）。

4. 术前诊断　颈椎病、颈椎管狭窄、颈椎间盘突出（$C_{4～5}$、$C_{5～6}$、$C_{6～7}$）。
经过评估后入组颈椎病单元。

【颈椎病单元——术前评估及宣教】

（一）术前宣教

选取合适大小的颈托并指导手术前气管推移训练、呼吸功能训练、咳嗽功能锻炼及侧身起卧动作练习。

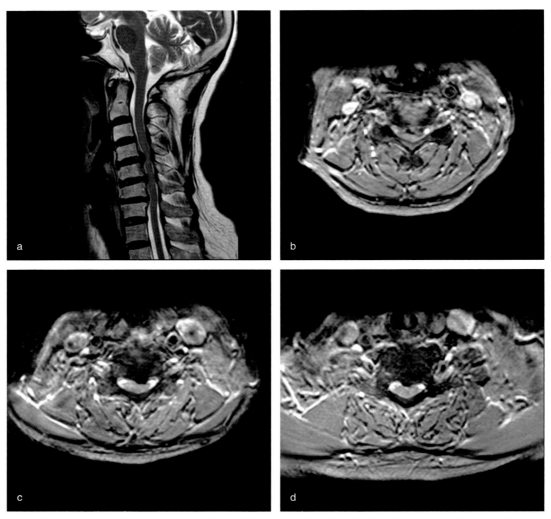

图 4-20-1　术前颈椎 MRI 示 $C_{4\sim5}$、$C_{5\sim6}$、$C_{6\sim7}$ 椎间盘突出，脊髓局部受压变形
a. 矢状位；b.$C_{4\sim5}$ 轴位；c.$C_{5\sim6}$ 轴位；d.$C_{6\sim7}$ 轴位

（二）术前评估及临床决策

　　手术前根据病史、症状、体征及影像进行病例讨论，患者诊断为颈椎病、颈椎间盘突出。患者肢体麻木、无力及颈部疼痛等神经症状考虑与颈椎间盘突出及颈椎后凸压迫脊髓相关。手术需要在减压充分的同时恢复颈椎生理曲度，因此手术方式决定为颈前入路椎间盘切除 + 椎体间融合术（ACDF）。

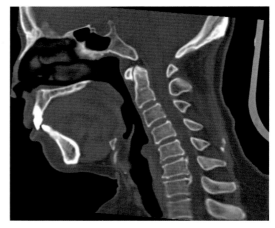

图 4-20-2　术前 CT 示颈椎后凸，颈椎管狭窄，骨赘形成

（三）术前准备

预估手术时间为 3 小时，出血量约 350ml，给予手术中备血 2 个单位。评估感染风险，选用第二代头孢类抗生素头孢呋辛预防感染，术中使用皮质醇激素甲泼尼龙减轻水肿。手术前一天进行手术区域（颈部）备皮，抗生素皮试，抽血做手术配血，护士告知禁食、禁水时间及需要准备哪些手术后护理用物。

【颈椎病单元——手术评估及实施】

（一）手术评估

患者脊髓型颈椎病，手术方案拟订为 $C_{4\sim5}$、$C_{5\sim6}$、$C_{6\sim7}$ ACDF 术，向患者家属及患者交代手术方式及风险。包括：①吞咽困难，损伤食管、气管等周围的结构，术中出血，感染，脊髓及神经损伤，血肿压迫呼吸困难，内固定物移位植骨融合失败，术后高血压难以控制等；②告知患者手术后需要在 ICU 拔管及麻醉复苏约 2 小时，拔管后会拍摄颈椎 CT 及肺部 CT 转回普通病房；③告知患者术后肢体麻木及颈部疼痛情况会有所好转；④患者高龄且颈椎不稳，术后需长时间戴颈托。患者术前情绪稳定，戴颈托由护士负责接入手术室。

（二）ACDF

前入路手术在全身麻醉下顺利进行，然后自气管食管鞘及颈内动静脉鞘之间的自然间隙到达椎体前方。去除椎间盘及增生的骨赘，使用自体骨及人工骨放入融合器内置入椎间隙，前入路使用钛板固定，固定完毕，仔细止血后置入皮下引流管一枚。手术中出血约 400ml，手术麻醉顺利送入 ICU。

【颈椎病单元——术后评估及出院指导】

（一）术后评估

术后 2 小时在 ICU 查体：四肢活动好，自主呼吸好，呛咳好，予以拔除气管插管。观察 30 分钟无憋气及四肢无力的情况后转回普通病房。

（二）恢复情况

1．术后当天即术后 6 小时后恢复饮食，患者未诉吞咽不适。

2．术后 8 小时在颈托保护下坐起，术后 12 小时将床摇起，无头晕等不适。

3．术后第 1 天引流液 60ml，嘱在颈托保护下下床锻炼。给予低分子肝素钙预防血栓并行下肢血管超声检查。

4. 术后第 2 天引流液 10ml，给予拔除引流管，手术切口无渗液，无肿胀，患者未诉憋气、四肢无力，诉肢体感觉及力量较术前好转。鼓励在床上进行四肢屈伸、抬举四肢及活动关节等练习，以促进肌力恢复。下床需要一人陪同。

5. 术后第 3 天准予出院，嘱出院复查及功能锻炼等事项。

6. 术后复查：出院门诊复查颈椎 CT 示颈椎曲度恢复正常，融合器位置良好，钛板位置良好（图 4-20-3，图 4-20-4）。行颈椎 MRI 示脊髓压迫解除，颈椎生理曲度恢复（图 4-20-5）。

（三）出院指导

1. 出院后社区医院隔日换药，保持手术切口干燥，术后 1 周伤口愈合良好。

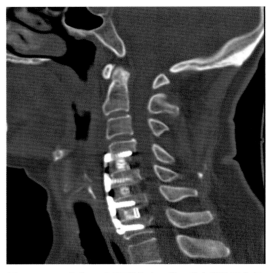
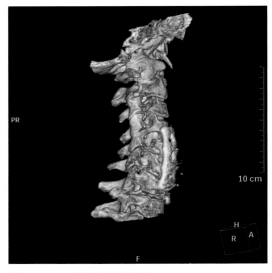

图 4-20-3　术后 CT 示颈椎曲度正常，融合器位置良好　　图 4-20-4　术后 CT 三维重建

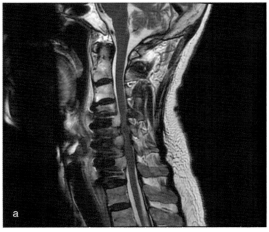
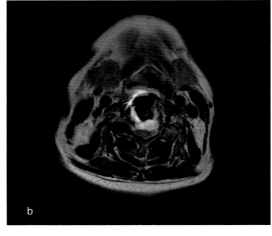

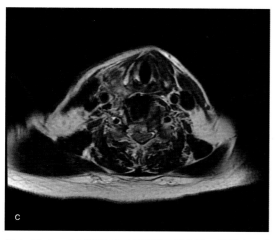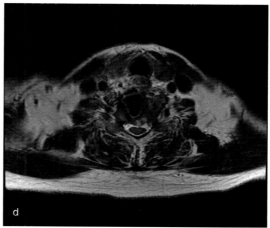

图 4-20-5　术后颈椎 MRI 示脊髓压迫解除，颈椎生理曲度恢复
a. 矢状位；b.C$_{4\sim5}$轴位；c.C$_{5\sim6}$轴位；d.C$_{6\sim7}$轴位

2. 手术后佩戴颈托 8～12 周，禁止颈部过度活动及外伤。除卧床期间，需要佩戴颈托 24 小时。

3. 出院后加强康复锻炼及功能锻炼。

4. 功能锻炼时防止摔倒，加强补钙并注意蛋白质摄入。

【颈椎病单元——术后康复和功能锻炼】

1. 术后 2 周至 6 个月是促进神经功能恢复的重要时期，告知可行运动治疗、物理治疗、药物治疗及高压氧治疗，减少镇痛药物使用以防止消化道溃疡出血。

2. 术后 12 周去除颈托后就可开始颈部活动的锻炼。练习颈部活动时应该遵循循序渐进的原则，练习颈部前屈、后伸、左右旋转活动，同时进行项背肌肉"抗阻等长收缩"锻炼。练习中防止出现过度活动，防止内固定物移位。

3. 肩关节肌肉及活动度练习，术后出院可开始进行，防止肌肉萎缩、关节僵硬。

4. 四肢功能锻炼：加强四肢各个肌群的肌肉力量训练，可行器械抗阻肌力训练。双手可进行精细功能训练，同时训练生活日常动作以早日恢复日常生活能力。如走路仍不稳可使用助行器辅助活动。

第二十一节　颈椎管狭窄（颈后入路椎板切除＋植骨融合术）

【病历资料】

1. 病史简介　患者老年男性，66 岁，双手伴双下肢无力 2 月余。

2. 查体 双手笨拙，双上肢近端肌力Ⅴ级，远端肌力Ⅳ级，肌张力升高，双下肢肌力Ⅳ级，肌张力正常。全身感觉无明显异常。双膝踝反射活跃，双 Hoffmann 征阳性，双侧巴宾斯基征阳性。

3. 辅助检查 颈椎 CT 示 $C_{5\sim6}$ 后纵韧带骨化继发颈椎管狭窄（图 4-21-1），颈椎 MRI 示 $C_{4\sim6}$ 后纵韧带不规则增厚，局部硬膜囊受压，局部压迫颈髓，相应节段硬膜囊前后径稍变窄（图 4-21-2）。

4. 术前诊断 颈椎病、颈椎管狭窄、颈椎间盘突出、肾结石、痛风、后天性肾囊肿、高血压、冠状动脉粥样硬化性心脏病、高同型半胱氨酸血症。

经过评估后入组颈椎病单元。

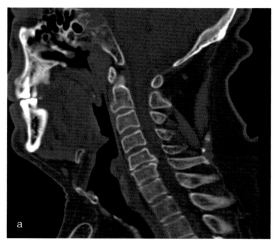
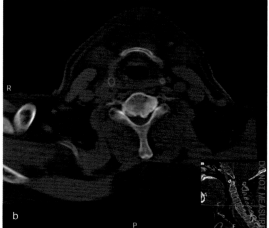

图 4-21-1 颈椎 CT 示 $C_{5\sim6}$ 后纵韧带骨化继发颈椎管狭窄
a. 矢状位；b.$C_{5\sim6}$轴位

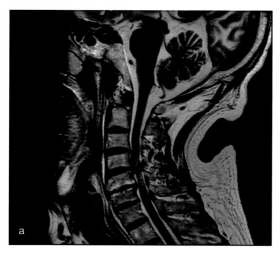
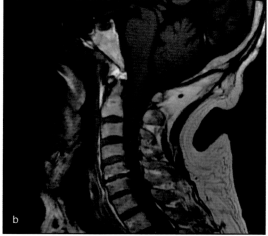

图 4-21-2 颈椎 MRI 示 $C_{4\sim6}$ 后纵韧带不规则增厚，局部硬膜囊受压，局部压迫颈髓，相应节段硬膜囊前后径稍变窄
a.T_2 像；b.T_1 像

【颈椎病单元——术前评估及宣教】

（一）术前宣教

选取合适大小的颈托并指导呼吸功能训练、咳嗽功能锻炼及侧身起卧动作练习。

（二）术前评估及临床决策

手术前根据病史、症状、体征及影像进行病例讨论，患者颈椎间盘突出，肾结石，痛风，后天性肾囊肿，高血压，冠状动脉粥样硬化性心脏病，高同型半胱氨酸血症，因基础疾病较多，考虑使用简单的手术方式完成减压，因此手术方式决定为颈后入路椎板切除＋植骨融合术。

（三）术前准备

预估手术时间为 3 小时，出血量约 400ml，给予手术中备血 2 个单位。评估感染风险，选用第二代头孢类抗生素头孢呋辛预防感染，术中使用皮质醇激素甲泼尼龙减轻水肿。手术前一天进行手术区域（枕颈部）备皮，需剃头。做抗生素皮试，抽血做手术配血，护士告知禁食、禁水时间及需要准备哪些手术后护理用物。

【颈椎病单元——手术评估及实施】

（一）手术评估

患者手术方案拟订为颈后入路椎板切除＋植骨融合术，向患者家属及患者交代手术方式及风险。包括：①心脑血管意外，术中出血，感染，椎动脉损伤、大出血，脊髓及神经损伤，C_5 神经根麻痹，内固定移位植骨融合失败，四肢感觉运动障碍等；②告知患者手术后需要在 ICU 拔管及麻醉复苏约 2 小时，拔管后会拍摄 CT 转回普通病房；③告知患者术后肢体无力情况会有所好转；④患者术前情绪稳定，戴颈托由护士负责接入手术室。

（二）颈后入路椎板切除＋植骨融合术

后入路手术在全身麻醉下顺利进行，暴露 $C_{4\sim7}$ 两侧侧块，然后分别在 $C_{4\sim7}$ 两侧侧块置万向螺钉各 1 枚，共 8 枚，超声骨刀将 C_5、C_6 棘突及椎板整块铣下，C_4 及 C_7 部分棘突及椎板切除，保护硬膜的完整，塑形两侧连接杆后固定。侧块关节磨除表面部分骨质准备好植骨床后植足量的自体骨颗粒，放置引流管 1 根。手术中出血约 400ml，手术麻醉顺利送入 ICU。

【 颈椎病单元——术后评估及出院指导 】

（一）术后评估

术后 2 小时在 ICU 查体：四肢活动好，呛咳有力，予以拔除气管插管。观察 30 分钟无四肢无力的情况后转回普通病房。

（二）恢复情况

1．术后当天即术后 6 小时后可饮水，12 小时后恢复饮食，患者未诉不适。

2．术后 12 小时将床摇起，术后 14 小时在颈托保护下坐起，无头晕等不适。

3．术后第 1 天引流约 100ml，嘱在颈托保护下下床锻炼。因手术创面较大，切口引流量较多，尚不给予拔除引流。查看双上肢上举有力，排除颈 5 神经根麻痹。

4．术后第 2 天引流约 50ml，手术切口无渗液，无肿胀，予以拔除引流管。患者诉肢体力量较术前好转。鼓励在床上进行四肢屈伸、抬举四肢及活动关节等练习，以促进肌力恢复。

5．术后第 4 天准予出院。嘱出院复查及功能锻炼等事项。

6．术后复查：出院复查颈椎 MRI 示椎管充分扩大，硬膜囊压迫解除（图 4-21-3，图 4-21-4）。

（三）出院指导

1．出院后社区医院隔日换药，术后 8 天伤口愈合良好拆线。

2．手术后佩戴颈托 8 ～ 12 周，禁止颈部过度活动及外伤。除卧床期间，需要佩戴颈托 24 小时。术后 12 周后行颈椎 CT 查看内固定情况及融合情况。

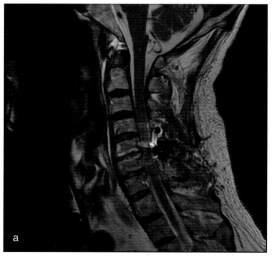
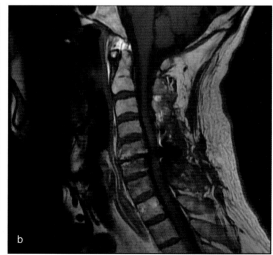

图 4-21-3　术后 MRI 示椎管充分扩大，硬膜囊压迫解除
a.T$_2$ 像；b.T$_1$ 像

3. 出院后加强康复锻炼及功能锻炼。

4. 注意膳食均衡，保证每日蛋白质摄入。

【颈椎病单元——术后康复和功能锻炼】

1. 术后 2 周至 6 个月进行运动治疗、物理治疗、药物治疗及高压氧治疗。

2. 术后 12 周后去除颈托就可开始颈部活动的锻炼。练习颈部活动时应该遵循循序渐进的原则，练习颈部前屈、后伸、左右旋转活动，同时进行项背肌肉"抗阻等长收缩"锻炼。

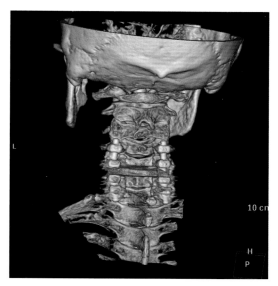

图 4-21-4 术后 CT 三维重建示钉棒系统位置良好

3. 肩关节肌肉及活动度练习，术后出院可开始进行，防止肌肉萎缩、关节僵硬。

4. 四肢功能锻炼：加强四肢各个肌群的肌肉力量训练，可行器械抗阻肌力训练。双手可进行精细功能训练，同时训练生活日常动作以早日恢复日常生活能力。

第二十二节 脊髓型颈椎病（$C_{5\sim6}$，ACDR）

【病历资料】

1. 病史简介 患者中老年女性，53 岁，左上肢无力 8 年，四肢无力 10 个月。

2. 查体 双上肢精细活动差，肌力Ⅳ级及肌张力正常。全身针刺感觉无明显异常。双膝踝反射正常，双侧巴宾斯基征阴性。

3. 辅助检查 颈椎 MRI 示 $C_{5\sim6}$ 椎间盘突出，向后压迫颈髓（图 4-22-1），颈椎 CT 示颈椎退行性改变（图 4-22-2）。

4. 术前诊断 脊髓型颈椎病、颈椎间盘突出（$C_{5\sim6}$）。

经过评估后入组颈椎病单元。

【颈椎病单元——术前评估及宣教】

（一）术前宣教

选取合适颈托保护，卧床为主，轴向翻身，指导手术前气管推移训练、呼吸功能训练、咳嗽功能锻炼及侧身起卧动作练习。

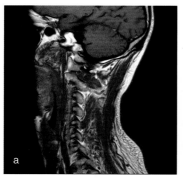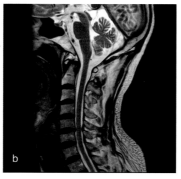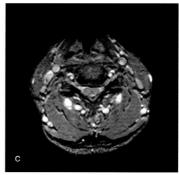

图 4-22-1　颈椎 MRI 示 $C_{5\sim6}$ 椎间盘突出，向后压迫颈髓
a.T_1 矢状位；b.T_2 矢状位；c.$C_{5\sim6}$ 轴位

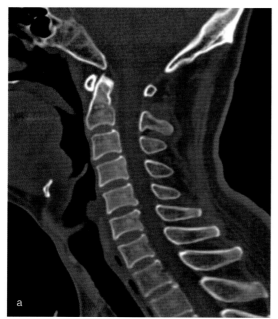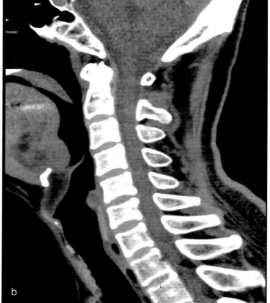

图 4-22-2　颈椎矢状位 CT 提示颈椎退行性改变，颈椎生理曲度可
a. 骨窗；b 软组织窗

（二）术前评估及临床决策

手术前根据病史、症状、体征及影像进行病例讨论，患者诊断为脊髓型颈椎病，四肢无力等神经症状考虑与前方压迫脊髓相关。患者椎体稳定性好，无骨折脱位等征象。颈部需要保留更多的活动度，因此手术方式决定为颈前入路人工椎间盘置换术。

（三）术前准备

预估手术时间为 3 小时，出血量约 80ml，给予手术中备血 1 个单位。评估感染风险，选用第二代头孢类抗生素头孢呋辛预防感染，术中使用皮质醇激素甲泼尼龙减轻水肿。

手术前一天进行手术区域（颈部）备皮，抗生素皮试，抽血做手术配血，护士告知禁食、禁水时间及需要准备哪些手术后护理用物。

【颈椎病单元——手术评估及手术】

（一）手术评估

患者手术方案拟订为颈前入路人工椎间盘置换术，向患者家属及患者交代手术方式及风险。包括：①吞咽困难，损伤食管、气管等周围的结构，术中出血、感染、脊髓及神经损伤，血肿压迫呼吸困难，内固定物移位需二次手术等；②告知患者手术后需要在ICU 拔管及麻醉复苏约 2 小时，拔管后会拍摄 CT 转回普通病房；③手术创伤小，术后可复查后 48 ～ 72 小时出院。

（二）ACDR

前入路手术在全身麻醉下顺利进行，然后自气管食管鞘及颈内动静脉鞘之间的自然间隙到达椎体前方。去除椎间盘充分减压 $C_{5\sim6}$ 间隙，处理椎间隙的终板软骨使人工椎间盘与骨板契合，使用人工椎间盘置入椎间隙，固定完毕后置入皮下引流管一枚。手术中出血约 50ml，手术麻醉顺利送入 ICU。

【颈椎病单元——术后评估及出院指导】

（一）术后评估

术后 1 小时在 ICU 查体：四肢活动好。呛咳好，予以拔除气管插管。观察 30 分钟无憋气及四肢进行性无力的情况后转回普通病房。

（二）恢复情况

1. 术后 6 小时后恢复饮食，患者未诉吞咽不适。

2. 术后 10 小时在颈托保护下坐起，术后 12 小时将床摇起。

3. 术后第 1 天引流液 20ml，给予拔除引流管，继续给予甲泼尼龙减轻脊髓水肿，嘱在颈托保护下下床锻炼。

4. 术后第 2 天手术切口无渗液，无肿胀，患者未诉憋气、四肢无力，诉肢体感觉及力量较术前好转。甲泼尼龙减量，鼓励在床上进行四肢屈伸、抬举四肢及活动关节等练习，以促进肌力恢复。

5. 术后第 3 天准予出院。嘱出院复查及功能锻炼等事项。

6. 术后复查：出院复查颈椎 CT 示人工椎间盘位置良好（图 4-22-3），复查 MRI 示未见脊髓及神经根压迫（图 4-22-4）。

（三）出院指导

1．出院后社区医院隔日换药，保持手术切口干燥，术后 1 周伤口愈合良好。

2．手术后佩戴颈托 10 ～ 12 周，禁止颈部过度活动及外伤。除卧床期间，需要佩戴颈托 24 小时。

3．出院后加强康复锻炼及功能锻炼。

【颈椎病单元——术后康复和功能锻炼】

1．术后 2 周至 6 个月进行运动治疗、物理治疗、药物治疗及高压氧治疗。

2．术后 12 周去除颈托后就可开始颈部活动的锻炼。练习颈部活动时应该遵循循序渐进的原则，练习颈部前屈、后伸、左右旋转活动，同时进行项背肌肉"抗阻等长收缩"锻炼。

3．肩关节肌肉及活动度练习，术后出院可开始进行，防止肌肉萎缩、关节僵硬。

4．四肢功能锻炼：加强四肢各个肌群的肌肉力量训练，可行器械抗阻肌力训练。双手可进行精细功能训练，同时训练生活日常动作以早日恢复日常生活能力。

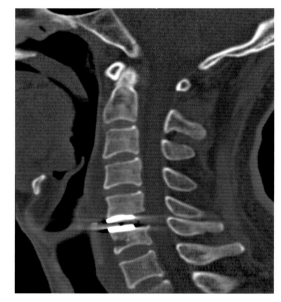

图 4-22-3　术后颈椎 CT 示人工椎间盘位置良好

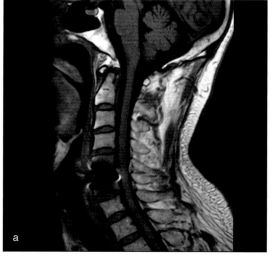
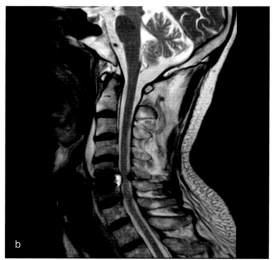

图 4-22-4　颈椎 MRI 示脊髓前方压迫解除
a.T₁ 像；b.T₂ 像

第二十三节　后纵韧带骨化（C₅，ACCF）

【病历资料】

1. **病史简介**　患者中年女性，45 岁，左上肢麻木 6 个月，加重伴右侧躯干及右下肢麻木 2 个月。

2. **查体**　颈软，无抵抗。四肢活动正常，肌力及肌张力正常。左上肢、右侧躯干及右下肢痛温觉减退，余肢体感觉正常。左侧 Hoffman 征阴性。

3. **辅助检查**　颈椎 MRI 示后纵韧带及黄韧带增厚，$C_{3\sim6}$ 局部椎管狭窄（图 4-23-1，图 4-23-2）。

4. **术前诊断**　后纵韧带骨化、颈椎病、颈椎间盘突出（$C_{3\sim6}$）、颈椎管狭窄（$C_{3\sim5}$）、脊髓变性、陈旧性肋骨骨折（第 7 肋骨，右）、陈旧性胸膜炎、高血压三级。

经过评估后入组颈椎病单元。

【颈椎病单元——术前评估及宣教】

（一）术前宣教

术前继续使用原有降压药物并维持原用量。选取合适大小的颈托并指导手术前气管推移训练、呼吸功能训练、咳嗽功能锻炼及侧身起卧动作练习。

（二）术前评估及临床决策

手术前根据病史、症状、体征及影像进行病例讨论，患者颈椎管狭窄，导致脊髓受压，

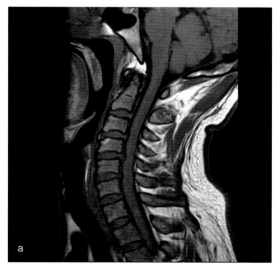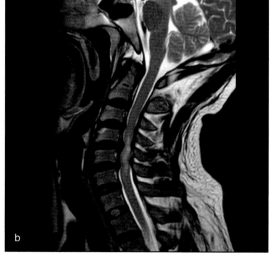

图 4-23-1　术前 MRI 示后纵韧带及黄韧带增厚，$C_{3\sim6}$ 局部椎管狭窄
a.T_1 像；b.T_2 像

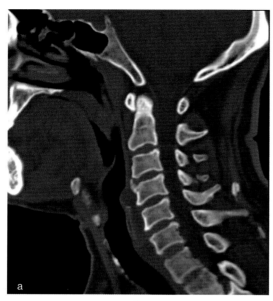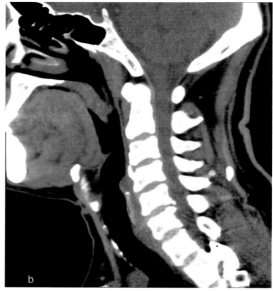

图 4-23-2　术前矢状位 CT 示颈椎退行性改变，C$_{3\sim6}$局部椎管狭窄
a. 骨窗；b. 软组织窗

脊髓 MRI 出现异常信号。手术需要减压充分，因此手术方式决定为颈前入路 C$_5$ 椎体次全切除 + 椎体间融合术（ACCF）。

（三）术前准备

预估手术时间为 3 小时，出血量约 200ml，给予手术中备血 1 个单位。评估感染风险，选用第二代头孢类抗生素头孢呋辛预防感染，术中使用皮质醇激素甲泼尼龙减轻水肿。手术前一天进行手术区域（颈部）备皮。抗生素皮试，抽血做手术配血，护士告知禁食、禁水时间及需要准备哪些手术后护理用物。

【颈椎病单元——手术评估及实施】

（一）手术评估

患者术方案拟订为颈前入路 C$_5$ 椎体次全切除 + 椎体间融合术，向患者家属及患者交代手术方式及风险。包括：①吞咽困难，损伤食管、气管等周围的结构，术中出血，脊髓及神经损伤，血肿压迫呼吸困难，内固定物移位植骨融合失败，术后高血压难以控制，术后手术切口感染等；②术中注意将 C$_5$ 椎体次全切除，保证减压充分；③告知患者手术后需要在 ICU 拔管及麻醉复苏约 2 小时，拔管后会拍摄 CT 转回普通病房；④患者术前情绪稳定，戴颈托由护士负责接入手术室。

（二）颈前入路 C$_5$ 椎体次全切除 + 椎体间入融合术（C$_5$，ACCF）

前入路手术在全身麻醉下顺利进行，然后自气管食管鞘及颈动静脉鞘之间的自然间隙达到 C$_4$、C$_5$、C$_6$ 椎体前方，镜下切除 C$_{4\sim5}$、C$_{5\sim6}$ 间隙椎间盘，咬除大部分 C$_5$ 椎体，见 C$_{4\sim5}$、C$_{5\sim6}$ 椎间盘向后突出，左侧明显，压迫硬膜囊及神经根，扩大两侧椎间孔，清除局部后纵韧带及突出的髓核，见硬膜囊膨起，脊髓搏动良好，明胶海绵压迫止血，两侧骨蜡涂抹 C$_5$ 椎体创面，刮除 C$_4$ 下及 C$_6$ 上终板，测量合适钛笼长度，应用自体骨颗粒骨填充钛笼，将钛笼置于 C$_{4\sim6}$ 椎体间，松开椎体牵开器，取合适长度钛板，用 4 枚钛钉固定于 C$_4$、C$_6$ 椎体上，彻底止血，用过氧化氢溶液冲洗及稀释庆大霉素冲洗，生理盐水冲洗清亮，无活动性出血，局部铺明胶海绵，缝合颈长肌，肌肉间隙间置橡胶引流条，缝合颈阔肌、皮下及皮肤。术毕，手术顺利，术中出血约 100ml，未输血，麻醉未醒带气管插管返回 ICU。

【颈椎病单元——术后评估及出院指导】

（一）术后评估

术后 2 小时在 ICU 查体：四肢活动好，呛咳好，予以拔除气管插管。观察 30 分钟无憋气及四肢无力的情况后转回普通病房。

（二）恢复情况

1. 术后当天即术后 5 小时后恢复饮食，患者未诉不适。

2. 术后 6 小时在颈托保护下将床摇起，术后 10 小时在颈托保护下坐起，无头晕等不适。

3. 术后第 1 天，嘱在颈托保护下下床锻炼。

4. 术后第 2 天手术切口无渗液，无肿胀，拔除橡胶引流条，患者未诉四肢无力，诉肢体感觉较术前好转。鼓励在床上进行四肢屈伸、抬举四肢及活动关节等练习，以促进肌力恢复。

5. 术后第 3 天行颈部超声检查确认没有皮下积液。

6. 术后第 4 天给予出院，嘱出院复查及功能锻炼等事项。

7. 术后复查：出院当天复查颈椎 CT 示钛笼及钛板位置良好（图 4-23-3）。术后 MRI 可见颈椎管减压充分，颈髓内异常信号较术前减轻（图 4-23-4）。

（三）出院指导

1. 出院后社区医院隔日换药，保持手术切口干燥，术后 1 周伤口愈合良好。

2. 手术后佩戴颈托 8～12 周，禁止颈部过度活动及外伤。除卧床期间，需要佩戴颈托 24 小时。

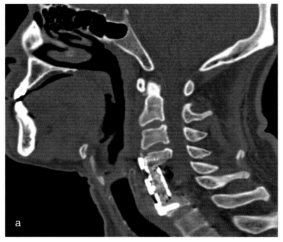
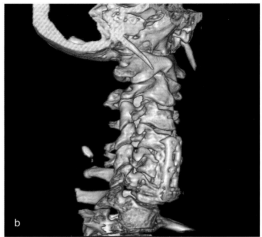

图 4-23-3　颈椎 CT 示钛笼及钛板位置良好，椎管减压充分
a. 矢状位；b. 三维重建

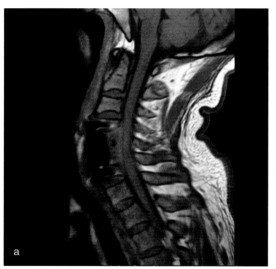
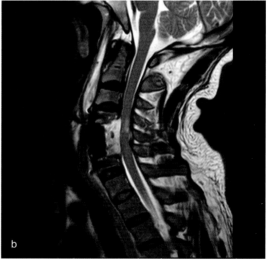

图 4-23-4　颈椎术后 MRI 可见颈椎管减压充分，颈髓内异常信号较术前减轻
a.T_1 像；b.T_2 像

3．出院后加强康复锻炼及功能锻炼。

4．继续原有降压药控制血压，继续原有降糖药控制血糖。

5．注意膳食均衡，保证每日蛋白质摄入。

【颈椎病单元——术后康复和功能锻炼】

1．术后 2 周至 6 个月是促进神经功能恢复的重要时期,告知可行运动治疗、物理治疗、药物治疗及高压氧治疗。

2．手术融合节段较长，容易出现内置物塌陷、移动、断钉等风险，颈托需长时间固定。

术后 12 周复查颈椎 CT 确认足够稳定后去除颈托，随后就可开始颈部活动的锻炼。颈部活动时应该遵循循序渐进的原则，练习颈部前屈、后伸、左右旋转活动，同时进行项背肌肉"抗阻等长收缩"锻炼。

3. 肩关节肌肉及活动度练习，术后出院可开始进行，防止肌肉萎缩、关节僵硬。

4. 四肢功能锻炼：加强四肢各个肌群的肌肉力量训练，可行器械抗阻肌力训练，切忌搬重物。双手可进行精细功能训练，同时训练生活日常动作以早日恢复日常生活能力。

第二十四节　脊髓型颈椎病（$C_{5 \sim 6}$，ACDR）

【病历资料】

1. 病史简介　患者中年女性，47 岁，左侧肢体疼痛、麻木、无力 2 年余。

2. 查体　左侧肢体肌力Ⅳ级，肌张力正常，右侧肢体肌力、肌张力正常，全身皮肤痛温觉正常，双侧肱二头肌反射、肱三头肌反射正常，双侧膝腱反射正常，双侧巴宾斯基征阴性。

3. 辅助检查　颈椎 MRI 示 $C_{5 \sim 6}$ 椎间盘突出，向后压迫颈髓（图 4-24-1）。

4. 术前诊断　脊髓型颈椎病、颈椎间盘突出（$C_{5 \sim 6}$）。

经过评估后入组颈椎病单元。

【颈椎病单元——术前评估及宣教】

（一）术前宣教

选取合适颈托保护，卧床为主，轴向翻身，指导手术前气管推移训练、呼吸功能训练、咳嗽功能锻炼及侧身起卧动作练习。

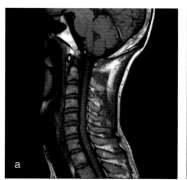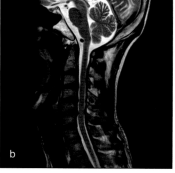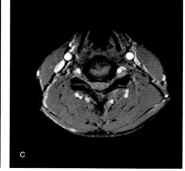

图 4-24-1　颈椎 MRI 示 $C_{5 \sim 6}$ 椎间盘突出，向后压迫颈髓
a.T_1 像；b.T_2 像；c.轴位

（二）术前评估及临床决策

手术前根据病史、症状、体征及影像进行病例讨论，患者诊断为脊髓型颈椎病，目前四肢无力等神经症状考虑与前方突出间盘压迫脊髓相关。患者椎体稳定性好，无骨折脱位等征象。颈部需要更多的活动度保留，因此手术方式决定为颈前入路人工椎间盘置换术（ACDR）。

（三）术前准备

预估手术时间为 2 小时，出血量约 80ml，给予手术中备血 1 个单位。评估感染风险，选用第二代头孢类抗生素头孢呋辛预防感染，术中使用皮质醇激素甲泼尼龙减轻水肿。手术前一天进行手术区域（颈部）备皮，抗生素皮试，抽血做手术配血，护士告知禁食、禁水时间及需要准备哪些手术后护理用物。

【颈椎病单元——手术评估及手术】

（一）手术评估

患者手术方案拟订为颈前入路人工椎间盘置换术，向患者家属及患者交代手术方式及风险。包括：①吞咽困难，损伤食管、气管等周围的结构，术中出血、感染、脊髓及神经损伤，血肿压迫呼吸困难，人工椎间盘移位需二次手术等；②告知患者手术后需要在 ICU 拔管及麻醉复苏约 2 小时，拔管后会拍摄 CT 转回普通病房；③手术创伤小，术后可复查后 48 ～ 72 小时出院。

（二）颈椎前入路人工椎间盘置换术（ACDR）

前入路手术在全身麻醉下顺利进行，然后自气管食管鞘及颈内动静脉鞘之间的自然间隙达到椎体前方，C 形臂下定位 $C_{5\sim6}$ 椎间隙，确认无误，分别在 C_5、C_6 椎体置椎体牵开器螺钉，撑开 $C_{5\sim6}$ 椎该间隙，置手术显微镜，切除该间隙椎间盘，在硬膜囊腹侧，见髓核突出，偏左侧，压迫硬膜囊及神经根，清除突出的髓核及局部后纵韧带，见硬膜囊膨起，扩大两侧椎间孔，减压神经根，减压满意后，处理上下终板，置入人工椎间盘试模，调整大小合适后，C 形臂下观察位置满意，置入人工椎间盘，松开椎体撑开器，局部止血，生理盐水冲洗清亮，无活动性出血，铺明胶海绵，间断缝合颈长肌，器械清点无误，缝合颈阔肌、皮下及皮肤。术毕，手术顺利，术中出血约 50ml，未输血，麻醉未醒，带气管插管返回 ICU。

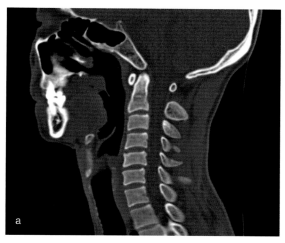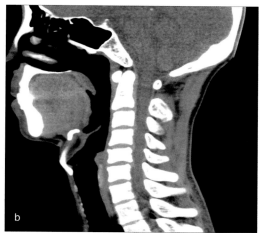

图 4-24-2 颈椎 CT 示颈椎退行性改变，C$_{5\sim6}$间盘突出
a. 骨窗；b. 软组织窗

【颈椎病单元——术后评估及出院指导】

（一）术后评估

术后 1 小时在 ICU 查体：四肢活动好。呛咳好，予以拔除气管插管。观察 30 分钟无憋气及四肢进行性无力的情况后转回普通病房。

（二）恢复情况

1. 术后 5 小时后恢复饮食，患者未诉吞咽不适。

2. 术后 10 小时在颈托保护下坐起，术后 12 小时将床摇起。

3. 术后第 1 天嘱在颈托保护下下床锻炼。

4. 术后第 2 天手术切口无渗液，无肿胀，患者未诉憋气、四肢无力，诉肢体感觉及力量较术前好转。准予出院，嘱出院复查及功能锻炼等事项。

5. 术后复查：出院复查颈椎 CT 示人工椎间盘位置良好（图 4-24-3），复查 MRI 未见脊髓及神经根压迫（图 4-24-4）。

（三）出院指导

1. 出院后社区医院隔日换药，保持手术切口干燥，术后 1 周伤口愈合良好。

2. 手术后佩戴颈托 10～12 周，禁止颈部过度活动及外伤。除卧床期间，需要佩戴颈托 24 小时。

3. 出院后加强康复锻炼及功能锻炼。

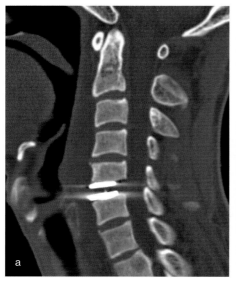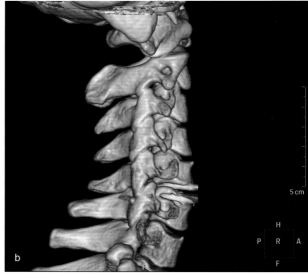

图 4-24-3 术后颈椎 CT 示人工椎间盘位置良好
a. 矢状位；b. 三维重建

【颈椎病单元——术后康复和功能锻炼】

1. 术后 2 周至 6 个月是促进神经功能恢复的重要时期，告知可行运动治疗、物理治疗、药物治疗及高压氧治疗。

2. 颈部活动练习时应该遵循循序渐进的原则，练习颈部前屈、后伸、左右旋转活动，同时进行项背肌肉"抗阻等长收缩"锻炼。

3. 肩关节肌肉及活动度练习，术后出院可开始进行，防止肌肉萎缩、关节僵硬。

4. 四肢功能锻炼：加强四肢各个肌群的肌肉力量训练，可行器械抗阻肌力训练，切忌搬重物。双手可进行精细功能训练，同时训练生活日常动作以早日恢复日常生活能力。

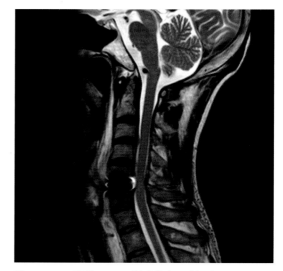

图 4-24-4 颈椎 MRI 示脊髓前方压迫解除

第二十五节　后纵韧带骨化及颈胸椎管狭窄（C~3~ ～ T~1~，颈后入路椎板切除 + 植骨融合术）

【病历资料】

1. 病史简介　患者老年男性，69 岁，双下肢肌力减退 10 个月，外伤后加重 15 天。

2. 查体　双下肢远端肌力Ⅳ，近端肌力Ⅴ级，余肢体肌力正常，肌张力正常。全身感觉无明显异常。双膝踝反射正常，双侧巴宾斯基征阴性，Romberg 征阴性。

3. 辅助检查　颈椎 CT 示 $C_{3\sim7}$ 后纵韧带骨化继发颈椎管狭窄（图 4-25-1），颈椎 MRI 示 C_4 ～ T_2 后纵韧带不规则增厚，局部硬膜囊受压，局部压迫颈髓，相应节段硬膜囊前后径稍变窄（图 4-25-2）。

4. 术前诊断　颈椎病、颈椎管狭窄、后纵韧带骨化（C_3 ～ T_1）、黄韧带肥厚（C_5 ～ T_1）、颈椎间盘突出、大隐静脉剥脱术后。

经过评估后入组颈椎病单元。

【颈椎病单元——术前评估及宣教】

（一）术前宣教

选取合适大小的颈托并指导呼吸功能训练、咳嗽功能锻炼及侧身起卧动作练习。

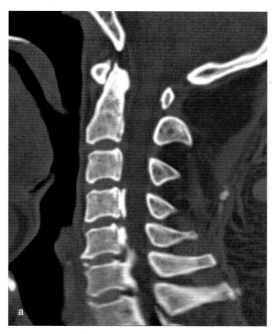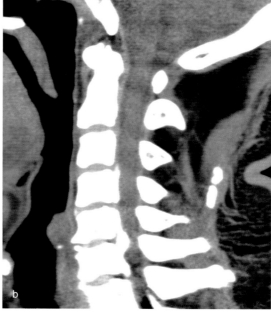

图 4-25-1　颈椎矢状位 CT 示 $C_{3\sim7}$ 后纵韧带骨化继发颈椎管狭窄
a. 骨窗；b. 软组织窗

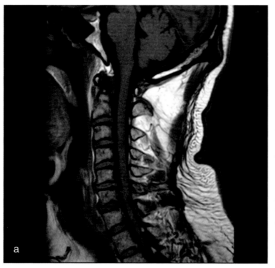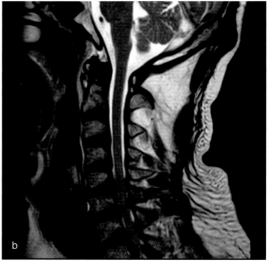

图 4-25-2　颈椎 MRI 示 $C_4 \sim T_2$ 后纵韧带不规则增厚，局部硬膜囊受压，局部压迫颈髓，相应节段硬膜囊前后径稍变窄
a.T_1 像；b.T_2 像

（二）术前评估及临床决策

手术前根据病史、症状、体征及影像进行病例讨论，患者后纵韧带骨化从颈椎至胸椎节段长，考虑后方手术去椎板完成充分减压，因此手术方式决定为颈后正中入路椎板切除 + 植骨融合术。

（三）术前准备

预估手术时间为 5 小时，出血量约 400ml，给予手术中备血 2 个单位。评估感染风险，选用第二代头孢类抗生素头孢呋辛预防感染，术中使用皮质醇激素甲泼尼龙减轻水肿。手术前一天进行手术区域（枕颈部）备皮，需剃头。抗生素皮试，抽血做手术配血，护士告知禁食、禁水时间及需要准备哪些手术后护理用物。

【颈椎病单元——手术评估及实施】

（一）手术评估

患者手术方案拟订为颈后入路椎板切除 + 植骨融合术，向患者家属及患者交代手术方式及风险。包括：①心脑血管意外，术中出血，感染，椎动脉损伤大出血，脊髓及神经损伤，C_5 神经根麻痹，内固定移位植骨融合失败，四肢感觉运动障碍等；②告知患者手术后需要在 ICU 拔管及麻醉复苏约 2 小时，拔管后会拍摄 CT 转回普通病房；③告知患者术后肢体无力情况会有所好转；④患者手术固定节段长，术后颈托需要严格佩戴保护。患者术前情绪稳定，戴颈托由护士负责接入手术室。

（二）颈后入路椎板切除 + 植骨融合术

后入路手术在全身麻醉下顺利进行，显露 $C_3 \sim T_2$ 棘突及两侧椎板，先分别在 $C_4 \sim T_2$ 两侧置万向螺钉各 1 枚，共 12 枚，塑形连接杆，顶丝固定，然后在显微镜下切除 $C_4 \sim T_2$ 棘突及两侧椎板，见 $C_5 \sim T_2$ 节段黄韧带增厚硬化，镜下充分减压，减压后硬膜囊膨起明显，严密止血，铺外科隔离膜，两侧自体骨颗粒植骨，皮下置引流管 1 根，缝合肌肉、筋膜、皮下及皮肤。术毕，手术顺利，术中出血约 500ml，自体回输 250ml，麻醉未醒带气管插管返回 ICU。

【颈椎病单元——术后评估及出院指导】

（一）术后评估

术后 1 小时在 ICU 查体：四肢活动好，呛咳有力，予以拔除气管插管。观察 30 分钟无四肢无力的情况后转回普通病房。

（二）恢复情况

1. 术后 5 小时后饮水，10 小时后恢复饮食，患者未诉不适。

2. 术后 12 小时将床摇起，术后 16 小时在颈托保护下坐起，无头晕等不适。

3. 术后第 1 天引流约 150ml，嘱在颈托保护下下床锻炼。因手术创面较大，切口引流量较多，尚不给予拔除引流。

4. 术后第 2 天引流约 100ml，手术切口无渗液，无肿胀。患者诉肢体力量较术前好转。

5. 术后第 3 天，予以拔除引流管。术后第 4 天准予出院，嘱出院复查及功能锻炼等事项。

6. 术后复查：出院复查颈椎 MRI 示椎管充分扩大，脊髓压迫解除（图 4-25-3）。术后颈椎 CT 三维重建示钉棒系统位置良好（图 4-25-4）。

（三）出院指导

1. 出院后社区医院隔日换药，术后 10 天伤口愈合良好拆线。

2. 手术后佩戴颈托 12 周，禁止颈部过度活动及外伤。术后 12 周后行颈椎 CT 查看内固定情况及融合情况。

3. 出院后加强康复锻炼及功能锻炼。

【颈椎病单元——术后康复和功能锻炼】

1. 术后 6 个月内进行运动治疗、物理治疗、药物治疗及高压氧治疗。

2. 术后 12 周去除颈托后就可开始颈部活动的锻炼。颈部活动练习时应该遵循循序渐

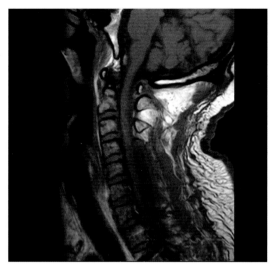

图 4-25-3　术后矢状位 MRI 示椎管充分扩大,硬膜囊压迫解除

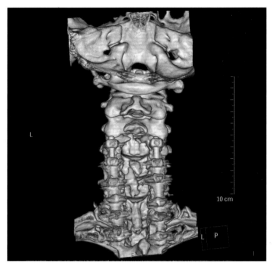

图 4-25-4　术后 CT 三维重建示钉棒系统位置良好

进的原则,练习颈部前屈、后伸、左右旋转活动,同时进行项背肌肉"抗阻等长收缩"锻炼。

3. 肩关节肌肉及活动度练习,术后出院可开始进行,防止肌肉萎缩、关节僵硬。

4. 四肢功能锻炼:加强四肢各个肌群的肌肉力量训练,可行器械抗阻肌力训练。双手可进行精细功能训练,同时训练生活日常动作以早日恢复日常生活能力。

（梁　聪　吴　锟　李　鑫　范　涛）